U0641728

| 全媒体时代的黄帝内经解读全民读本 |

翟双庆解读

黄帝内经 诊治篇

翟双庆 ◎ 著

于　宁	刘珍珠	张　宁	刘金涛
黄薰莹	席崇程	田　栋	李梦琳
陈敬文	黄俊伟	赵浩斌	刘修超
王伟航	史延昊	钱柯宏	车轶文
王维广			◎ 整理

全国百佳图书出版单位
中国中医药出版社
·北 京·

图书在版编目（CIP）数据

翟双庆解读黄帝内经.诊治篇 / 翟双庆著.— 北京：
中国中医药出版社，2021.4
ISBN 978-7-5132-6782-3

Ⅰ.①翟… Ⅱ.①翟… Ⅲ.①《内经》—养生（中医）
②中医诊断学 ③中医治疗法 Ⅳ.① R221 ② R24

中国版本图书馆 CIP 数据核字（2021）第 052136 号

中国中医药出版社出版
北京经济技术开发区科创十三街 31 号院二区 8 号楼
邮政编码 100176
传真 010-64405721
河北品睿印刷有限公司印刷
各地新华书店经销

开本 710×1000 1/16 印张 10 字数 120 千字
2021 年 4 月第 1 版 2021 年 4 月第 1 次印刷
书号 ISBN 978-7-5132-6782-3

定价 58.00 元
网址 www.cptcm.com

社 长 热 线 010-64405720
购 书 热 线 010-89535836
维 权 打 假 010-64405753

微信服务号 zgzyycbs
微商城网址 https://kdt.im/LIdUGr
官 方 微 博 http://e.weibo.com/cptcm
天猫旗舰店网址 https://zgzyycbs.tmall.com

如有印装质量问题请与本社出版部联系（010-64405510）

前　言

2020年，是不平凡的一年，面对突如其来的新冠肺炎，中医药作为中国特色医学，在抗击疫情中迅速作出应答，发挥显著作用，为抗击新冠肺炎疫情注入新动力，成为中国经验的一大亮点，也再次证明了中医药这一宝贵财富，屡经考验，历久弥新。

为什么流传久远的中医药，时至今日依然有效、管用？这与中医药学经典传承式发展密切相关。动态、稳定、开放创新的中医药理论体系，为中医药临床提供源头活水，使其不断焕发活力。而《黄帝内经》作为中医药第一经典、中医"临证之兵书"，正是中医思维模式、构建理论体系的重要著作，为中医临床提供了良好范式。

在中央电视台的大力支持下，"百家讲坛"解读《黄帝内经》节目录制、播出了6个春秋，整整100集。我们从五脏入手，带领大家认识自己；通过讲述风、寒、暑、湿、燥、火六气讨论自然界与人体的关系，体现中医学天人相应的观念；通过讲述喜、怒、忧、思、悲、恐、惊七情，领会情绪在人体健康中的作用；通过讲述人体生、长、壮、老、已的生长发育规律，探讨养生长寿的秘诀

1

与方法。最后，为大家介绍中医诊疗疾病的原则与方法，与大家一同领略中医认识问题、解决问题的技巧与奥妙。百集解读《黄帝内经》，介绍了中医对人体生命活动的认识、对人同天地自然关系的认识、对人同社会关系的认识，呈现出整体、功能、运动变化、和谐平衡的东方生命观与思维方式，体现了中华民族的伟大创造与深远的文化内涵。可以说，这是中医药文化自觉与文化自信的一次践行，也是在建党 100 周年之际的一次献礼。

2021 年央视推出《翟双庆解读〈黄帝内经〉——养生诊治篇》，也是整个系列节目的压轴之作。节目中的养生部分已由中国中医药出版社出版集结成书，名为《翟双庆解读黄帝内经·长寿篇》，受到广泛认可和好评。现又将节目中的诊治部分整理出版，以飨读者。

习近平总书记指出"传承精华，守正创新"，强调努力实现中医药健康养生文化的创造性转化、创新性发展，强调深入发掘中医药宝库中的精华，发挥中医药优势，推动中医药走向世界。在此，我作为国家中医药管理局中医药科普巡讲团的专家，非常愿意通过对《黄帝内经》的解读，与大家共同分享中医药文化，共同体悟博大精深的中国智慧，共同建设美丽的健康中国。

衷心感谢广大读者对《黄帝内经》、对中医的热爱！感谢中央电视台、中国中医药出版社的大力支持！

翟双庆

2021 年 1 月

全媒体时代的黄帝内经解读全民读本

——《翟双庆解读黄帝内经·诊治篇》融合出版说明书

　　《黄帝内经》是一本古代的百科全书，具有巨大的价值，同时，因其创建了中医的理论体系而被称为中医"第一经典"。回顾中医药几千年的发展历史，作为中医学的奠基之作，《黄帝内经》对于人体藏象、经络，对于疾病的病因病机、辨证论治及养生理论完备而又系统。

　　中央电视台《百家讲坛》栏目自2016年起分6季连续6年系统地解读《黄帝内经》，主讲人是北京中医药大学内经学博士生导师翟双庆教授。他是国家中医药管理局中医药文化科普巡讲专家、中华中医药学会内经学分会名誉主任委员、全国中医药行业高等教育"十二五""十三五""十四五"规划教材《内经选读》主编、世界中医学专业核心课程教材《黄帝内经选读》主编。因此，翟双庆教授融会贯通地对《黄帝内经》这部古老而又博大精深的中医第一经典进行了解读。

　　当今世界正经历迅速的发展变革，科技发展日新月异，以互联网为代表的新技术对人们的生活产生了前所未有的影响。2020年9月，中共中央办公厅、国务院办公厅印发《关于加快推进媒体深度融合发展的意见》并发出通知，要求各地各部门深刻认识全媒体时代推进这项工作的重要性和紧迫性，结合实际认真贯彻落实。

推动传统出版和新兴出版融合发展，把传统出版的影响力向网络空间延伸，是出版业巩固壮大宣传思想文化阵地的迫切需要，更是履行文化职责的迫切需要。中国中医药出版社作为中医药出版行业"国家队"，近年来在融合出版和数字出版方向进行了诸多有益探索和建设。融合出版物利用现代科技手段，实现纸质书与网络空间的交互，通过数字化资源将纸质书"变厚"，不仅为广大读者提供全新的阅读体验，更能在纸质书之外为读者提供内容丰富、形式多样的知识服务。

2020 年出版的《翟双庆解读黄帝内经·长寿篇》就是一本融合出版物，实现了读者扫描书中二维码，即可通过中医数字图书馆阅读《黄帝内经五脏养生法》等功能。本次出版的《翟双庆解读黄帝内经·诊治篇》是《翟双庆解读黄帝内经·长寿篇》的姊妹篇，也是中央电视台《百家讲坛》栏目同名图书《翟双庆解读黄帝内经》系列的收官之作，我们在既往融合出版经验的基础上，更加丰富和优化了数字化资源。您只需用微信扫码，就能在本书的数字增值资源中免费阅读根据翟双庆教授讲述内容整理的《黄帝内经五脏养生法》电子版全文，了解中医学诊治理论相关的脏腑基础知识。您还可以加入中医药爱好者的线上读者交流圈"悦读·养生圈"，和大家进行交流互动，获取中医知识和资讯分享。在数字增值资源中，还有翟双庆教授中医科普短视频，带您领略中医药与新媒体碰撞出来的更加生动、便捷的学习模式，"零距离"跟着专家学中医。如果您想试一试自己的功底有多深厚，数字增值资源中还有中医药知识文化闯关趣味测试，让学习中医更加有趣。如果您希望进一步学习中医知识，进入数字增值资源中的"中医课堂"，里面有众多中医药精品线上课程、有声书、电子书，满足您不同程度、不同场景下的中医学习需求。此外，扫描篇章页二维码，还可观看章节的视频版内容提要。

微信扫描下方二维码

即可获取本书数字化增值资源

最后，衷心希望读者能够享受本书为您带来的全新阅读体验。融合出版之路需要不断探索与尝试，欢迎大家提出宝贵意见。

中国中医药出版社

2021 年 3 月

目　录

我是您的养生小助手
微信扫描二维码
加入悦读·养生圈
[扩展阅读·线上交流·科普视频]

中医诊病有智慧

中医是如何诊病的呢？《黄帝内经》为中医诊病提出了思维方法和原则、要求。

观形查色说望诊

"望而知之谓之神"。通过望诊，我们可以了解病人的神色形态等情况，对病人的身体状况有一个初步的判断。

眼睛舌头查病因

望诊除了望神、望色，还有两个特别关键的诊法，一个是望目，另一个是望舌，也就是所谓的舌诊。

听声辨味有门道

"闻而知之谓之圣"。闻诊也是诊病的一个关键性环节。

怎样把病问出来

"问而知之谓之工"。问诊是了解疾病重要的一环。那么，问诊都问些什么呢？怎么来问呢？

指尖的中医艺术

"切脉而知之谓之巧"。切诊是运用手和指端的触觉进行诊断的方法，其包含两个方面的内容：一个是脉诊，另外一个是按诊。

诊病也需看"运气"

《黄帝内经》提到的五运六气，简称"运气"，历代医家非常
重视。不懂"运气"，不能成为好大夫，这一说法并不夸张。
那么，什么是"运气"？对中医诊病有什么作用呢？

治病求本寻病根

《黄帝内经》讲"治病必求于本"。这是中医治病的最基本原
则，就是治病根，从根本上解决疾病，进行治疗。

因势利导驱病邪

中医按照治病必求于本的原则，进一步认识病邪，探求病位与
病机，接下来要面临一个问题，就是如何治疗。这还要从《黄
帝内经》中找寻答案。

小药方大学问

中医治病最常用的方法是中药处方。由一味味中药组成的处方，并不是中药的简单堆砌，其中蕴含着极大的学问。

针灸是如何治病的

中医针灸最常用的治疗原则是什么呢？《黄帝内经》中有精辟的论述。但要真正了解针灸，还要知道经络和腧穴。

人体自带的解药

仅仅知道经络基本知识和针灸的一些治疗原则是不够的，经络学说与针灸真正的魅力在于临床应用。《黄帝内经》记载了许多仍有应用价值的治疗方法。

中医诊病有智慧

中医是如何诊病的呢？《黄帝内经》
为中医诊病提出了思维方法和原则、要求。

扫描观看提要

我曾从人体脏腑、自然界六气、七情及养生长寿等角度带领大家对《黄帝内经》进行了解读，大家可能已经对人体脏腑生理病理特点、人与自然的关系、情志与疾病的关系，以及生长壮老已的生命规律有了一定的了解。既然中医是这样认识人体和自然界的，那中医又是如何诊病的呢？下面我主要给大家介绍一下，在中医经典著作《黄帝内经》中有哪些关于中医诊治疾病的论述，以及中医诊断、治疗疾病的一些思路和方法。

一、诊断的方法

1. 司外揣内

大家可能有这样的经验，我们在出去购物的时候，往往会有营业员前来进行推销，尤其服装店、化妆品店等。比较有经验的营业员一般不会给所有人都推荐同一款商品，而是通过观察顾客的年龄、穿着打扮、形象气质先进行判断，看她可能更需要哪一种，然后才会进行产品推荐，这样往往售出的概率就大一些。

我们日常可能也有这样的生活经验，比如和别人谈一件事情的时候，往往会先判断对方的性格，然后再决定是采用直截了当的或是比较委婉的说话方式进行沟通。

再比如农民在种植庄稼作物的时候，常常会通过观察植物的叶子有没有发黄、枯萎，长得够不够高、够不够旺盛，叶子有没有光泽等情况，来判断其有没有遭受虫病，土壤养分是不是充足，然后再决定需不需要打农药、施肥。

实际上，这种思维过程与中医看病有些类似。在《黄帝内经》当中就有这样的论述。《灵枢·刺节真邪》说：**"下有渐洳，上生苇蒲，此所以知形气之多少也。"** "渐洳"指湿地。"苇蒲"，就是芦苇一类的植物。意思是说，我们可以通过芦苇的长势来判断下面湿地的大小深浅。实际上，这就是《黄帝内经》对于由表及里，用已知推测未知的一种思维方式。

《素问·宝命全形论》说：**"夫盐之味咸者，其气令器津泄；弦绝者，其音嘶败；木敷者，其叶发。"** 意思是说，器皿里盛的水，如果是咸的，可能会导致器皿漏水。比如我们用铁锅、铝锅等盛比较咸的盐水，可能锅就会漏了；琴弦将要断的时候，就会发出嘶败的声音；内部已经溃烂的树木，其枝叶就会凋落。那么相反的，我们可以从锅漏了来推测里面盛的水可能是咸的，听到琴发出嘶败的声音就知道琴弦快断了，而看到枝叶凋落就知道树木可能已经腐坏了。这也是由外来推内，由现象来推事物的本质，实际上也就是由已知来推测未知。

有人把这种方法称作"黑箱理论"，就是说，自然界万事万物都是相互联系、相互作用的，在不考虑或者不能够通过打开的方式来了解一件事物内部结构、关系的情况下，通过观察其外在的表现、与外界的沟通和联系，来推测内部的结构特征和相互关系及内在规律。

其实中医诊病用的就是这套方法。外界或者说表面的事物、现象，我们称作"象"，中医诊病就是通过这些表面的象来推知人体内部的情况，由外推内，古人称作"司外揣内"。司，即观察、审查；外，即表现于外的现象；揣，即估测、测度；内，即内在的结构和规律。

实际上，司外揣内不仅是指通过外在的现象来推测内部，还有一种应用。比如说，在自然界刮风的时候，树会摆动，但是树木摆动并不是树本身控制的，而是风造成的。所以，古人就认为风主动。那么，把这个现象推演到人体，如果我们的四肢出现了不自主的摆动、震颤、伸缩不利等，古人就认为是由风所致。所以，中医把脑血栓、脑出血等造成的半身不遂后遗症称作"中风"。其实这就是一种由外表来推及人体内部的方法。

再者，火苗、火焰是往上走的，是一种自然现象。这种现象也可以应用于中医诊断。比如在《黄帝内经》中有"病机十九条"，其中就有一句"诸逆冲上，皆属于火"。意思是说，像急性呕吐、比较严重的咳喘等，其趋势是向上走的，气机往上的病证，是火造成的，故称为"诸逆冲上，皆属于火"。

临床上，我遇到过这样一个病人，是一个30多岁的女性。其主诉是腹部胀痛，有时候肚子痛，大便比较干，甚至经常1周才能解出一次，伴有口干口苦、嘴唇色红干燥，而且舌红苔黄厚腻。这实际上是由热造成的大便干结。治疗的时候，考虑到她口唇干燥、脉弦数，我认为这不仅是有热，而且热伤了津液。所以，在用药的时候，除了清热通便泻火，我还加了点滋阴的药物，如生地、麦冬、玄参等，病人服用了1周以后，便秘、腹胀就已经明显好转了。

在吴鞠通的《温病条辨》中记载，生地、玄参、麦冬合用，名为"增液汤"。那么，这种治疗便秘的方法，称作"增水行舟法"。实际上，这种方法仍然是根据自然界的现象得出来的。我们可以看到，只有当河流中的水量比较丰富的时候，船只才能比较顺畅的通行；如果气候干旱，水量减少，有些船只就无法通行，甚至搁浅。实际上，人体的肠道就相当于自然界的河流，里面的津液如果不足，就会出现大便干结，无法顺畅排出。所以，若要通便，就需要增加肠道中的津液，就像在河流中增加水量，使得船只能够浮在水面，然后再适当施加动力，让船能够航行，也就是肠道中的大便就通畅了。中医把这种方法称作"增水行舟法"，实际上也是司外揣内的运用，也称为"象思维"的运用。

那么，"象"到底是什么呢？医生在诊断的时候，先要看这个人的外表、一般的活动情况等表现出来的现象。实际上，这些表现出来的现象称为象。象里面又包括物象和气象。

物象就是看得见、摸得着的，实实在在存在着的。比如一个病人的形态、脸色、舌形、舌色、舌苔的厚薄颜色等，都是一种物象。另外如水肿，水肿的地方，用手按下去会有一个恢复非常缓慢的凹陷，就说明这里有水肿，也是能看得见、摸得着的。这些称作"物象"。

另外还有一些是我们可能看不见、摸不着的，是病人的一种感觉。比如有的病人说头痛、肚子痛，或者说心情不太好，对什么事都没有兴趣。这些是病人的感觉，是看不见、摸不着的。还有的人失眠，不想吃东西，食欲差，口黏，口甜，口干，大便秘结，小便不太通畅等。这些症状是偏于功能性的，是病人的一种感觉。这些就属于"气象"。

那么，不管是看得见、摸得着的，还是看不见的，总归都是一些现象，是病人表现出来的症状、体征，这些都叫作象。所谓象思维，也就是利用这些象，去观察人体的内部，如脏腑、气血等正常与否。这就是中医所谓的由表及里、由外及内、司外揣内。

2. 四诊信息的分类方法

那么，这些象在中医进行诊病的过程中是如何搜集的呢？依靠大家熟知的望、闻、问、切四种方法。望，就是用眼睛看；闻，是用耳朵听、用鼻子嗅；问，就是跟病人交流；切，就是把脉和按诊。望、闻、问、切收集完病人的这些象，也就是病人的症状、体征，之后我们又会用什么方法去分析呢？这就是中医的一些诊断思维，具体包括什么呢？

比如我曾讲过的阴阳、五行、脏腑功能、六气特性、经脉循行等，运用这些对收集的材料进行归类、分析，中医的诊断结果也就出来了。阴阳我已经谈过，是相对的概念，凡是那种偏于热性的，向上的、向外的、亢奋的，都属阳；而偏于寒冷的，具有向下的、向里的、向内的，功能呈现出衰退的、减弱的，就属于阴。所以，我们在临床上也经常会说，一个人是阳虚证或者是阴虚证，判断的依据就是刚才所说的，按照病人表现出来的症状、体征的特性判断是属于阴，还是属于阳。

另外，如五行，木、火、土、金、水，或六气，风、寒、暑、湿、燥、火，都有各自的特性。五脏也是如此，如心主神明，肺朝百脉、主气，脾为仓廪之官等。我们用这些特性去分析望、闻、问、切所收集的材料，最后得出来一个诊断结果，就是我们所说的病证。

我给大家举两个例子。比如我前面提到《黄帝内经》当中有"病机十九条"，其中有这样两条。

一条为"诸转反戾，水液浑浊，皆属于热"。"转反戾"，主要指身体转摇不能、角弓反张、身体屈曲等，重点在"水液浑浊"，意思是水液比较浑浊的属于热。与它相对应的一条为"诸病水液，澄澈清冷，皆属于寒"。意思是水液澄澈清冷，比较凉，又比较透亮，不混浊的，就属于寒。水液指什么呢？实际上就是人体排出的一些分泌物，如吐出的痰，流的口水、眼泪，以及小便、妇女的白带等，甚至包括大便。大便也有比较清稀的，或是比较黏稠的，气味比较大的。另外如脓包中流出的脓，也可以分为比较浓稠的、黄色的，或是比较清稀的。我们根据这些特征判断哪些属于热证，哪些属于寒证。那么针对热证，治疗时就会祛热，而寒证则需要温阳。这样在治疗上就存在差别。

还有我刚才讲过，火苗是往上蹿的，这是一种火的象。所以，在"病机十九条"中也有一条，"诸躁狂越，皆属于火"。"躁狂越"，指人烦躁不安。狂,指躁狂;"越",指违背常理的一些举动。比如一些躁狂的精神病病人,古人就认为其临床表现有向上、向外的特征,是火扰心神所致。因为心主神,且心属火,故治疗躁狂的病人,中医往往从清心凉血、醒神开窍这个角度去解决问题。

另外如前面提到的风。风动则树摇,人体的肢体摆动、震颤也属于风,就是风主动的特性。而风主动还有一个特点,就是善于游走。比如临床上有些病人表述身体疼痛,但疼痛的位置并不固定,可能今天手痛,明天变成腿痛,也有些人感觉体内有一股气四处窜动。这种游走、窜动,就是风之象,就可以诊断为六气之风为病。

此外,风还有一个特点,就是突发性,我们称为"善行数变"。比如我们在临床上经常见到,有些人会有过敏的症状,遇到花粉、粉尘等会突然出现鼻流清涕,或者身上突然出现大片红色斑疹。这种突发性的表现,古人认为也是一种风象。

我在临床上遇到较多的小儿癫痫病人。癫痫发作包括大发作和小发作。大发作多会出现肢体抽搐、目睛上视、嘴角㖞斜、咬牙、口吐白沫、喊叫、意识不清等症状。这种大发作是突发性的,与我所讲的风有密切关系。而且,肢体抽搐与筋有关。中医认为,肝主筋,肝又属于木,又主风,故癫痫大部分归于肝为病。小发作也是一样。小发作的表现形式非常多样,有的表现为突然的愣神,短暂的意识丧失,如手里拿着东西,突然就掉了;有的是点头,或者是摇头,就是头稍微突然地动一下;还有的病人表现为手慢慢往上抬,眼睛随着手移动,但意识是丧失的,几秒钟后恢复正常。所以,中医把它归在风之类。治疗癫痫的方法,除了用炒僵蚕、全蝎等通络祛风的药物以外,还会用到天麻、钩藤等平肝息风的药物,也就是说从肝、从风入手。

总的来说,中医诊断就是通过望、闻、问、切四诊,收集病人的症状、体征，包括我们看得见、摸得着的，以及病人的一些自觉症状，然后用阴阳、五行、六气、脏腑等理论将收集的症状和体征进行分析、归类，最后得出阴阳、表里、寒热、虚实等诊断结果，也包括患病的脏腑、气血运行情况等。这就是中医所谓的司外揣内，由表及里，也就是中医诊病的基本思路。也就是说，中医诊病不仅包括望、闻、问、切，这只是收集症状、体征的手段，还包括对症状、体征进行分析、归类的一种思维方式。

二、诊病的原则和要求

以上是中医诊断的一些方式与方法。当然，这些方式与方法不是随便应用的，在《黄帝内经》当中也提出了一些原则和要求。

1. 诊法常以平旦

首先有一个总的要求，《素问·脉要精微论》提出："**诊法常以平旦。**"这是什么原因呢？"**阴气未动，阳气未散，饮食未进，经脉未盛，络脉调匀，气血未乱，故乃可诊有过之脉**"。诊病应该在清晨，这个时候人刚刚醒来，尚未开始活动，也没有进食，处于一个比较稳定的、没有被外界干扰的状态。这个状态能够最好地反映身体本来的面貌，反映脏腑、气血的流动情况。所以，这个时候诊病才是最准确的。

实际上这个要求也是告诉我们，诊病时，病人最好能够保持一种正常的生活状态和身体状态。比如有的病人剧烈活动以后，或者刚吃完饭、喝完酒来看病，这个时候切脉诊病可能就不太准确了。所以，这是中医诊病一个总的要求。

2. 虚静为保

第二个要求是"虚静为保"。其实这是诊脉的要求，当然也是诊病的一个要求，针对的是医生和病人两个方面。一方面，医生诊病的时候，不能三心二意，如果边聊天边诊脉，就很难做到用心去琢磨病人的脉象，一旦分心就可能诊断不出来，故要"虚静为保"，保持安静。

另一方面，"虚静为保"也提示我们，诊病的环境要保持安静。所以，诊室的一般要求是，候诊病人要在诊室外等候，以免诊室中环境太乱，声音嘈杂，病人和医生的心情平静不下来，注意力被分散而影响诊断。所以，"虚静为保"也是非常关键的。

3. 知常达变

第三个要求是"知常达变"。"常"就是常理的、正常的、一般的规律。我们只有知道正常的标准是什么，才能够知道哪些是生理变化，哪些是病变。所以，《黄帝内经》一再强调要"知常达变"。《素问·平人气象论》提出：**"常以不病调病人**。"谁不生病呢？"医不病"。古人讲，诊病的前提是医生不能生病，才能够以自己的正常状态评判病人是否异常。所以，《黄帝内经》讲，要做到"常以不病调病人"，才能做到"知常达变"。

比如，我们在诊脉的时候常常会根据自己的呼吸速率去判断病人脉象的快慢，如果医生患热病，呼吸变快，这个时候再用自己的呼吸速率去判断病人的脉象，可能病人的脉象就慢了；而如果医生患寒证，阳气不足，气虚了，有可能呼吸会慢一些，这个时候可能就会觉得病人的脉象快一些。这样对病的诊断就可能不太准确，故我们强调要"知常达变"。

"知常达变"还有什么意思呢？就是要知道疾病变化的一般规律。疾病的发生和发展，在不同体质的病人身上，在不同的地域，不同的时令，可能有不同的表现，这也是一种"常"。

另外，"常"还有一种概念，就是疾病的传变。所以，《黄帝内经》也说：**"五脏相通，移皆有次，五脏有病，则各传其所胜。"**（《素问·玉机真脏论》)这是指疾病传变的规律。因为脏腑都是相通的，如果一脏有病，可能就会向别的脏腑传变。这个传变的规律，《黄帝内经》讲得已经很清楚了。有一句话是"见肝之病，知肝传脾，当先实脾"，肝属于木，木克土，脾属土，故"见肝之病"，知道肝有病了，要往外传变的话，有可能侵袭到脾土。所以，要防止传变，应该"当先实脾"，就是要健脾，正气强大则邪气难以侵袭，肝病也就不能传变到脾了。这也是"知常达变"，这样才能够做到预防疾病，阻断疾病的进一步发展。

4. 四诊合参

另外，诊病还有一个原则也是非常重要的。刚才我提到中医诊察疾病有望、闻、问、切四诊，古人认为应该四诊合参，也就是说，四诊应该收集齐全，相互参补，然后进行分析、印证，挑出有用的信息做进一步的诊断。

在《黄帝内经》当中有一段话，**"诊病不问其始，忧患饮食之失节，起居之过度，或伤于毒，不先言此，卒持寸口，何病能中，妄言作名，为粗所穷，此治之四失也"**（《素问·征四失论》）。医生在给病人看病的时候，不询问情志、饮食、起居等病情、病史，而是直接通过切脉诊断疾病，就容易出现诊断失误。只有望、闻、问、切四诊并重，才能比较全面、系统地诊察病情，探究病源，对于疾病的诊断才可能更加准确。

另外，我们知道，人体也是一个复杂的系统，病人反映出来的症状，有些是假象，有的是真相。如果诊察时信息收集不全，就可能会抓住假象，进行错误的诊断。所以，我们在诊察疾病时，应该四诊合参，把各种材料汇集在一起进行分析判断，分清假象和真相，才能做出正确的诊断。

观形查色说望诊

"望而知之谓之神"。通过望诊，我们可以了解病人的神色形态等情况，对病人的身体状况有一个初步的判断。

前面我主要谈了一下中医诊病的一些思维方法和要求，如司外揣内、知常达变、四诊合参等。实际上，中医的诊病与西医确实有些不太一样，很少用核磁、CT、B超、实验室检验等。中医诊病主要靠的是什么呢？主要靠望、闻、问、切。

所谓望就是用眼睛看；所谓闻就是用耳朵听，用鼻子闻；问就是与病人进行交流，问一些问题，问一些症状；最后就是切，切就是切脉，按就是按四肢、胸胁、脘腹等。在《难经》中说"望而知之谓之神，闻而知之谓之圣，问而知之谓之工，切脉而知之谓之巧"，简称为工、巧、神、圣，有人就把工、巧、神、圣作为高明医生的代称。实际上这也说明，望、闻、问、切是作为一名中医医生的基本手段，也是他要掌握的一种基本技能。那么，望、闻、问、切具体指的是什么呢？下面我就具体讲一下望神和望色。

一、望诊重在望神

前面我也谈到，我们去商场买东西，可能会有推销员、营销员过来，向我们介绍一些产品。他在介绍产品之前，就要观察一下你，看你的体型、举止及穿着打扮等。这实际上通过望就知道了。包括现在有些路边的推销员，发一些健身房或游泳馆的传单，你看他发的时候也不是所有人都给，他也是看到你以后，先进行一个判断，你有没有可能去健身房或游泳馆。如果都没有可能，那他还给你推销什么呢？他也不去推销了，否则命中率也不高。

实际上，中医看病也是这样。首先要望，先看你这个人到底是什么样。我们中国人，如果得病了，会说什么啊？去看病。去让医生瞧一瞧、看一看。你看我们用的是什么字啊？"看""瞧"，实际上就是望。从这儿我们也知道，在望、闻、问、切四诊中，望确实比较重要。我在门诊中也有过这样的经历。病人一进来，我会先看看病人大概是什么情况，再进一步地去分析，进一步地去诊断。

那么，我们用什么望呢？中医讲，望以目察，就是用眼睛看。那么，我们看什么，望什么呢？可以望神，可以望色，还可以望病人的形态等。所以，在《黄帝内经》当中也明确提出："**见其色，知其病，命曰明。**"(《灵枢·邪气脏腑病形》)望诊当中的一个重点就是病人的色泽，也就是说，色泽是望诊中一个非常重要的部分。但是在我看来，望神是更重要的，也就是说，第一步我们应该先看看这个人的神的情况。

我们先看一下望神。大家可能都知道扁鹊三次见齐国国君蔡桓公的故事。

第一次远远地见蔡桓公，扁鹊看了一会儿发现他有病，病在哪儿呢？病在皮肤腠理。第二次见蔡桓公，扁鹊又看了一下，发现疾病进入了肠胃。第三次再远远地看一下，然后扁鹊赶紧跑了，认为疾病已深入骨髓，没法治了。当然，蔡桓公没有听扁鹊的劝，最后也就死了。

你看在这个故事中，扁鹊做了什么呢？真正地望、闻、问、切了吗？也没有。他只是远远地望了望、看了看，用的是什么方法呢？用的就是望诊。那么，扁鹊看了病人，也就是蔡桓公的什么呢？实际上是看他的神。

刚才我也说到，医生在门诊其实也是这么做的。病人进了门，可

13

能第一眼先看他走路稳还是不稳，有力气还是没力气，是呼哧带喘还是雄赳赳气昂昂；然后再看看他的眼睛，眼神是不是灵活。最后总体得出来什么结论呢？病人有精神还是没有精神、蔫头耷脑的，也就是看病人有没有精、气、神。这实际上是什么概念呢？就是整体之神，也就是病人整体的外在的生命活动现象。所以我们说，思外揣内、由表至里，第一步先看的神就是整体之神，整体的精神状况如何。在《黄帝内经》中有这样的表述，"头倾视深，精神将夺矣"。这句话是说，如果头耷拉着、抬不起来，眼睛深陷无光，可能就"精神将夺"，也就是整体之神可能就差了。

在望神的过程当中，中医将神的状态分为 4 种，得神、少神、神乱和失神。得神也就是有精神，精神头比较足。少神和得神是相对应的。大家可能都有这样的经验，平时精神特别足，也不觉得疲累，突然感冒发烧了几天，就会身懒体倦、不欲饮食了。这其实就是精神衰败了，也就是少神。

尤其像一些小孩子，本来是活蹦乱跳、不知道累的，突然就变得蔫头耷脑、不活蹦乱跳了，也不与其他小朋友一起玩儿了。这个时候，医生就要摸摸小孩子的头，看看是不是发烧了，问一问小孩子是不是拉肚子了。这实际上就偏于一种少神的状态。

至于神乱，实际上指的就是人的精神、意识、思维有点混乱。在《黄帝内经》中有这样的表述，"何者为神"？"血气已和，荣卫已通，五脏已成，神气舍心，魂魄毕具，乃成为人"。我们现在所说的神偏于一种狭义之神，和刚才所说的整体之神有区别，谈的是人的精神、意识、思维活动。所以，在判断神乱没乱的时候，一方面可以从整体来看，看他的举止、行为、眼神，另外也可以靠"闻"，也就是听，听他所说的话，与他进行交流，看他的思维是不是混乱的。如果神乱了，魂魄不毕具，神气不能舍心，也就是神、魂、魄、意、志和脏腑的关系发生了紊乱，这个人的精神可能就发生障碍，患精神分裂症了，所说的话根本听不明白。

我们在临床上也遇到这样的情况。病人和你聊了半天，你都不能理解他在说什么，也听不出他想要表达什么，他的逻辑是混乱的。这就是神乱。当然，这种神乱的状态不仅仅通过望诊来判断，可能还需要闻诊和问诊共同参与才能判断。

那么失神，实际上是病情比较严重的一种阶段。在《黄帝内经》中说"得神者昌，失神者亡"，所以，失神基本上出现在疾病危重的阶段。那么这个时候，病人的神思是混乱的，言语也不清，气力也衰弱。也就是说，失神实际上既有整体之神的衰败，也有精神、意识、思维的紊乱。

望神除了望病人的精神状态，另一个关键点是望眼睛。眼神也是望神非常重要的一部分。

有一个成语故事可能大家都听说过——画龙点睛。传说在南朝时期有位著名的画家叫张僧繇，他在金陵安乐寺的墙壁上画了四条龙。四条龙栩栩如生，但是只差一点，龙的眼睛没有点上。有人就对他说：你不画龙的眼睛，只是形体上惟妙惟肖、栩栩如生不行啊，劝他点上眼睛。张僧繇刚开始不同意，说如果点上眼睛，龙就会飞走。别人都觉得荒唐。后来他耐不住别人的要求，就点上了两条龙的眼睛，结果点上眼睛的龙真的飞走了。

当然，这只是个传说，但也说明眼睛是龙的神，也可以理解为是它的魂，是生机。所以我们说，眼睛是心灵的窗户，你看人有没有神就重点观察他的眼睛，这实际上是一个非常重要的点。其实在现代研究当中也有这样的说法，当人的情绪比较高涨，态度积极乐观的时候，他的瞳孔就会扩大一些；当人的情绪非常消极、郁闷，情绪不好的时候，瞳孔就会缩小。一些成语，如眉目传情、横眉立目等，实际上说的都是眼神也是心情、情感、思维的一种表达。所以，眼睛在人体当中是非常关键的。

眼睛为什么这么关键呢？《黄帝内经》当中明确地提出："**五脏六腑之精气，皆上注于目而为之精。**"（《灵枢·大惑论》）人体五脏六腑的精气都与眼睛有密切关系，都到达于目，才形成了眼睛的精明作用。所以，《黄帝内经》当中又说："**目者，心之使也，心者，神之舍也。**"（《灵枢·大惑论》）眼睛是心灵的窗户。那么，从眼神当中，我们一方面可以看人的整体之神，整个的精气神，通过眼睛是不是灵活、是不是炯炯有神就能看出来；另一方面，也可以通过眼神看精神、意识、思维活动，看人的情绪状态。

我在临床上遇到很多失眠的病人。有些失眠病人和你说话的时候，面带微笑，并不是一脸沉郁，但有的人的眼神就是飘忽不定，不和你对视，你一看他，他的眼神马上就转移，这个人就有心事。有时候你再多问他两句，他可能就眼含泪花地和你诉说，遭受过多大的事，受到过多少心理创伤，导致了失眠。有的人患失眠有十年、二十年，一直睡不好觉，就是心理创伤导致的。

所以我们说，眼睛藏不住事。有的病人，眼睛瞪得挺圆，却不灵活且发直，你一看就感觉是一种焦虑、愤怒或者惊恐状态。望眼，不仅仅是望人的整体精神，而且人的情感、思维活动，也可以看出来。

二、望色是望诊的重要部分

有的愤怒之人、狂躁之人，有的时候比较焦躁，坐立不安，多动，眼白还发红。实际上，这种偏于狂躁的病人病属实证。

这些狂躁的人，往往脸发红，嘴唇也偏红，你再让他伸出舌头看看，舌头也是偏红的。红色在五行当中属于火，火可以扰心神，产生这些"红色"的表现。实际上这也说明，色也是可以用来帮助诊病的。所以，望诊当中另外一个特别重要的部分就是望色。

西汉时期有一位名医叫淳于意。有一次，齐王招待淳于意去家里吃饭。淳于意见到了王后的弟弟宋健，就和宋健说：你的身体有病，四五天前你的腰受伤了，腰有点不能动，而且小便恐怕也有困难。他接着说，病情现在还没深入肾脏，应该抓紧治疗。宋健一听，觉得有道理，前几天真的是因为举重物导致腰特别疼痛，小便也比较困难。

淳于意是怎么知道宋健几天前腰受伤了，肾脏可能要受伤害的呢？就是看他的脸色，与腰、肾相对应的部位发干，没有光泽，故有此推测。

《黄帝内经》说："**精明五色者，气之华也**。"（《素问·脉要精微论》）"精明"实际上就与我们的眼睛有关。"五色"就是指我们的脸色，故望色实际上主要是看脸色。脸的色泽是人体五脏六腑之精气营养的结果，是精气的外荣。所以，《黄帝内经》也说："**十二经脉，三百六十五络，其血气皆上于面而走空窍……**"（《灵枢·邪气脏腑病形》）我们的脸部色泽实际上是受到五脏六腑气血的滋养而成的。所以，通过脸色就可以判断脏腑气血的盛衰，气血的情况。

那么说到这儿，可能就有人问了，怎么望脸部的色泽呢？首先，脸和脏腑有一一对应的关系，也就是面部的脏腑分候区。

可能有人听说过，现在有种理论，叫作"生物全息论"，认为生物体某一个相对独立的局部，其实都是生物体整体的一个缩影。实际上，面部就是一个独立的局部，可以反映全身的情况。所以，通过面诊可以诊全身。

那么，我们具体怎么去分诊呢？在《黄帝内经》当中有一篇《灵枢·五色》，其中就把人体面部和脏腑相对应的关系分别罗列了出来。

在这里，我用一张图表示。

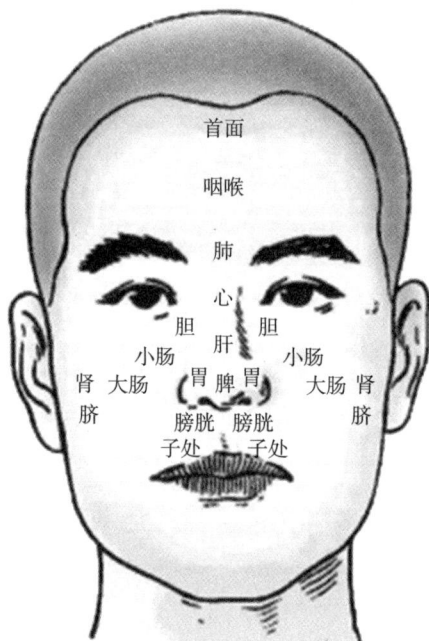

在额头靠近发际这部分，《黄帝内经》认为主人体的首面，也就是头和面部。而额头主咽喉；两眉之间候肺；两眼之间候心；鼻梁候肝；鼻头候脾；鼻翼两端候胃；鼻梁两侧候胆腑；眼睛的下方候小肠；小肠的斜后方候大肠；大肠的两侧也就是颧骨，候肾和脐部；鼻子下方人中附近候膀胱、妇女的子宫（子处）等。

那么根据这个分布，我们可以看出，在相应的分布区域内，哪个区域色泽有改变，就可能是相对应的脏腑出现了问题。

比如有的人在两眼之间，可能有些凹陷，或有横纹，或者颜色有改变，那么说明他的心脏可能有一些问题，应该给予注意。

有的人的鼻头毛孔比较粗大，尤其有些女生，还会有黑头。鼻头主脾，往往说明她的脾胃功能有些问题。可能有些人有这样的经验，吃了两天辣火锅、辣烤串，结果鼻头就开始泛红，有的还起小疙瘩，比较硬，比较疼。这实际上就是脾胃有火，湿热反映在鼻头上。

临床也发现，当肝经热盛引起女性痛经的时候，在人中附近出现青红色；如果痛经停止，或者月经正常了，这种青红色也就消失了。这种分布在临床上还是有一定的意义的。当然，这种分布主要用于内科疾病的诊断。

那么对于外感病，对于一些热病，《黄帝内经》当中还有一种图解法，认为人的面部按照五行分布脏腑，上边属心，下边属肾，左脸颊属肝，右脸颊属肺，中间鼻头，即明堂属脾。这种分布，上心下肾，左肝右肺，中间是脾土，就是一幅五行分布图。而且，《黄帝内经》也提出，如果哪个部位先见到红色，可能这个脏腑要发热病。当然，《黄帝内经》也提出，见到赤色，可能热病还没出现，这个时候就需要我们引起注意。而且，在《黄帝内经》当中还有这样一种说法，色可能出现了，但病可能还没出现，也就是说，色泽在病先。因此，通过色就可以诊断这些疾病。比如刚才所说的见到赤色，也就是红色，说明脏腑可能有热病，因为红和赤，都属于火。

三、常色和病色

1. 常色

说到这儿有人会问，到底正常人应该是什么色泽呢？这就是所谓的常色。实际上对于常色，在《黄帝内经》当中也有多处论述。《素问·五脏生成》就有论述，《素问·脉要精微论》也有专门的论述。

《素问·五脏生成》说：生于心的色泽应该"如以缟裹朱"。缟是白色的丝织品，用白色的丝织品裹着朱砂，就是正常的红色及心的正常色泽。其实各个脏腑基本上是相同的，生于脾，就像以缟裹着栝楼实，偏于黄色。实际上，《黄帝内经》说的常色就是指五脏有五脏的色泽，但是外面要用白色的丝织品包裹着。所以，所谓常色有两大特点。

第一点是要有光泽。

第二点是含蓄，不露，不能完全暴露于外。

所以，《素问·脉要精微论》中说：赤色、红色是以白裹朱，白还是指白色丝织品，白色丝织品裹着朱砂，就是正常的颜色。而白色应该像鹅的羽毛；黄色要像罗裹雄黄；青色应该像苍碧之泽，苍碧就是宝石、青玉；至于黑色应该像重漆色，就像刷的黑漆似的。实际上，这强调的仍然是两大条：一是要有光泽，另外要含蓄。这就是所谓的常色。

当然，有些人的常色会因为禀赋不同、体质不同而产生变化。另外，还有些人因为生活环境的变化，可能常色也有些不同。但是总的特点还是这两点：一个是有光泽，一个是含蓄。

另外《黄帝内经》也认为，中国大部分民族属于黄种人，故底色偏于黄色。《素问·五脏生成》中说"凡相五色"，也就是说五色实际上是将脸色与眼睛的色泽比较，"面黄目青，面黄目赤，面黄目白，面黄目黑者，皆不死也"。脸的底色是黄色的话，即使眼睛的色泽发生改变，疾病也不会有大的问题。为什么呢？因为脸部如果偏黄，黄属于土，说明卫气尚存。卫气，就是脾胃之气，也就是说你的营养基础还是有的。所以，只要底色是黄色，这个人的疾病不会有太大的危险。

另外，常色也会根据时令的变化发生稍微地调整。我们知道，春天属肝目，夏天属心火，故春天可能会偏青一点的颜色，夏天可能是偏红一点的颜色。我也说过，人有五行体质，有阴阳体质，不同体质的人的脸部常色可能也有些改变。

2.病色

那么，什么是病色呢？病色就是生病之后表现出来的颜色。古人认为，可能色先有变化，疾病随其后。所以，我们见到这些病色时要注意，该进行治疗就要进行治疗。

实际上，病色也有善色和恶色的区别。善色和恶色分别指什么呢？善色是指虽然你生病了，表现出相应疾病的颜色，但是疾病会往好的方面发展。恶色是指生病了，见到这种颜色说明疾病可能发展趋势不太好，预后不太好。

那么，两者的区别是什么呢？《素问·脉要精微论》专门进行了论述。善色偏于有光泽，含蓄不露，如果生病出现这样的色则说明疾病比较轻，会向好的方面发展。如果颜色暗淡无泽，甚至有的暴露无遗，那可能就属于恶色了。所以，《素问·脉要精微论》当中说赤色、红色"不欲如赭"，也就是红色如果像代赭石那样暗淡无泽，就属于恶色。至于白色则"不欲如盐"，这里的盐属于那种大盐，现在可能很少见了，原来在困难时期，可能很多家庭都用大盐腌咸菜。大盐就是一种枯暗无泽、晦暗无光的盐，白色如果像这样，那就危险了。青色则"不欲如蓝"，这里的蓝是一种染料，是没有光泽之相的一种色泽。黄色"不欲如黄土"，黑色"不欲如地苍"。也就是说，所谓恶色指的是暴露无遗又无光泽，说明疾病发展趋势不好。

在 20 世纪 90 年代末期的时候，辽宁省有一所医院做科研项目，用凸透镜观察病人的面部颜色，将这些病色分成善色和恶色。病人入院的时候用凸透镜照相，进行分析，判断是属于常色，还是善色，或是恶色，然后观察、追踪病人的情况。研究的结果确实也发现，入院时判断为善色的病人，预后都是比较好的，而判断为恶色的病人预后不是特别好。所以，善色和恶色在诊断疾病的时候还是非常有指导意义的。

四、望色诊病

讲到这儿，可能会有人问，到底怎么用色泽诊病呢？我前面讲了面部的分布，有了分布，就知道色泽代表什么；而病色又有善色和恶色的区别。掌握了这些，我们就可以运用望色诊病了。

首先，需要按照面部的脏腑分布，看看是哪个脏腑与这个色泽相关。

第二，色分五色，五色与脏腑又分别对应。红色偏于火，偏于热，与心相关；青色就与目、肝相关；白色，与肺、金相关；黄与脾、土相关；黑色与肾、水相关。这样，五色分别与各个脏腑相关，分别与六气、与五行又相关。所以，我们就可以根据这一点进行判断，进行诊病了。

除此之外，在《黄帝内经》当中还提出稍微特殊一点的情况，"黄赤为风，青黑为痛，白为寒，黄而膏润为脓，赤甚者为血"。这是什么意思呢？黄又红的颜色一般代表风病为患；如果见到青黑色，则为血瘀、寒侵导致疼痛；如果颜色偏白，是由于寒，寒主收引，因气血不布导致；黄而膏润为脓是说身体局部的颜色偏黄而软，像膏一样，皮肤是相对润泽的，可能预示着将要成脓了，故痈肿疮疖可以用这个来诊断；赤甚为血，就是红得比较严重，一般认为是血瘀比较严重的征象。

所以，用五色可以进行这样的一些诊治。当然，色诊的内容是非常丰富的，《黄帝内经》当中有很多论述。清代医家汪宏根据《黄帝内经》的诊病原则，撰写了《望诊遵经》，提出望诊十法——浮沉、清浊、微甚、散抟、泽夭。也就是说观察色泽的变化，首先看它显露的部位，接着观察显露的层次是深是浅，颜色的清浊、颜色的变化是微还是甚，病色是聚集还是分散等，根据这些具体的表现进一步望诊诊病，可以鉴别疾病的表里、寒热、虚实，以及判断疾病的预后。

以上，我主要向大家介绍了望诊中的望神和望色。实际上，望诊还有一个特别关键的点——望舌，也是中医非常常用的一种诊断方法，下一部分我再讲解。

眼睛舌头查病因

望诊除了望神、望色，还有两个特别关键的诊法，一个是望目，另一个是望舌，也就是所谓的舌诊。

扫描观看提要

前面我讲到中医四诊中的望诊，也就是从望人的整体及面部，去分析人体内部脏腑气血的一些变化。

那么，除了望整体神色、望面部色泽，实际上在中医望诊当中还有两个特别关键的诊法，一个是望我们的眼睛，也就是望目，另外一个是望舌，也就是所谓的舌诊。

一、目诊之五轮学说

首先说一说望目，也就是目诊。提到望目，我曾谈到了一些问题，也就是看眼睛都看些什么。第一个是看眼神。通过看眼神，可以了解人体脏腑的一些情况。那么，除了望眼神以外，我们还可以望眼睛各个部位的颜色变化，来帮助诊断某些疾病。

首先说说眼睛的形态。其实每个人的眼睛外形都不太一样，在《红楼梦》当中就描写王熙凤"一双丹凤三角眼"，她的眼形应该属于偏于狭长形。你再看看一些小姑娘，有些人的眼睛非常大，通常大家会称之为"桃花眼"；再看看小孩子的眼睛，有的小孩的黑眼球特别大，显得白眼球特别少，而且眼睛还很明亮；再看看那些老人家，他们的眼睛就没那么清亮了，而且还带点混沌的感觉。因此，人与人的眼睛不完全一样，而这些不同的特点对于中医临床诊断就会有用，其中就有一个关于望眼诊法的"五轮学说"。

《黄帝内经》说人的"五脏六腑之精气，皆上注于目而为之精"，也就是说人的视觉功能及眼睛的形成，都是由五脏六腑的精气上注营养而形成的。因此，眼睛与五脏六腑，尤其是五脏，都有特殊关系。那么，具体的关系又是什么呢？在《黄帝内经》中也提到：**"精之窠为眼，骨之精为瞳子，筋之精为黑眼，血之精为络，其窠气之精为白眼，肌肉之精为约束。"**（《灵枢·大惑论》）首先是瞳子，也就是黑眼球当中的瞳仁，归谁所管呢？瞳子称为"骨之精"，肾主骨，故肾与瞳神有密切关系。而黑眼又归哪个脏腑呢？黑眼称为"筋之精"，肝主筋，故黑眼归属于肝。白眼，即白眼球又归谁管呢？白眼是"气之精"，而肺主气，故白眼归属于肺。"血之精"，也就是两眼角内的血丝、血络又归谁管呢？心主血脉，故"络"归属于心。上下眼皮，也就是所谓的眼睑（约束）归谁管呢？眼睑为"肌肉之精"，脾主肌肉，故眼睑归属于脾胃。这样，眼睛就分出与五脏的对应部位了。

随着后世医家的不断丰富与充实，这一理论逐渐形成了"五轮学说"。明代的眼科大家傅仁宇，有一本眼科专著——《审视瑶函》，其中就有一段歌诀说："肝有风轮是木形，肉轮属土是脾经，水轮肾水瞳神也，肺属金方号气轮，两眦血轮心属火，五轮原属五行分，能知生克分虚实，燮理阴阳血气平。"实际上，这就将脏腑与眼睛的配属关系又进行了划分，并提出了风轮、水轮、气轮、血轮和肉轮。瞳神属于水轮，归属于肾；黑眼球属于风轮，归属于肝；白眼球属于气轮，归属于肺；而眼睛里边的血络、血丝，就是血轮，归属于心；上下眼睑属于肉轮，也就归属于脾。以上就是五轮学说大致的框架。

二、从五轮望五脏

那么，五轮学说在临床上要怎么运用呢？其实就是将眼睛的每个部位对应到五脏。刚才我也提到了，小孩子的黑眼球特别大，故白眼球就显得小一点，并且他们的眼睛还特别明亮。从中医角度来看，这也表示小儿的肝肾之气比较旺盛，代表他们的生长发育还处于蒸蒸日上的状态，故眼睛对应肝肾的瞳仁和黑眼珠的部分，就会显得比较大。

而老年人，尤其是一些危重病人，他们的黑眼球就会呈现出比较污浊、模糊的状态，而且瞳孔也好像逐渐缩小或者散大。这其实也说明肝肾之精将要衰竭，而且愈后并不是特别好。

如果有些人经常熬夜，那么其白眼球的血丝就会比较多；而眼睛受到感染，也会造成白眼球发红。比如常见的红眼病，经常出现在夏天游泳之后，眼睛逐渐发红，最后导致整个白睛都看不见了。红偏属于火，加之白睛属于肺，眼睛发红一般来说属于肺火偏旺，故在临床上往往会采取清肝肺之火的方法进行治疗。

还有些人早上起床时，经常感觉眼皮胀胀的，好像睁不开。眼睑属于脾胃，故一般这种情况可能是脾虚有湿造成的。这样的人，起床后过一会儿，或是活动之后，脾胃之气慢慢升提、扩散，这种情况就会逐渐改善。还有些人的眼睛，平时就像睁不开似的，由于眼皮抬不起来，导致他扬着头看人。这一般属于脾气下陷，不能升提，故临床多从补脾益气、升提中气的角度治疗。这些都是根据眼睑与脾胃具有对应关系而进行分析和治疗的。再如有些人的眼睑部位长小肿物，称之为"麦粒肿"，也叫"针眼"，中医一般认为是由于胃火旺盛导致的，也会采取清肺胃火的方式去治疗。

前一段时间，有一个朋友对我说，他发现自己的小孙子在睡觉的时候，眼睛好像有点闭不上，老是微微地睁着。他刚开始以为孩子没睡着，后来却发现睡得还挺熟，可是眼睛似乎就是闭不上，就问我这种情况要不要紧。实际上，眼睑的问题一般都归属于脾胃，故还得从调理脾胃着手。一般来讲，像脾气虚弱的孩子比较可能出现这种情况，不过随着孩子慢慢长大，脾胃之气逐渐旺盛，这种情况也会改善。因此，如果没有其他特殊不适，其实不用特别治疗。

以上我所举的这些例子，就是从眼睛的各个分部来对应归属的脏腑，也就是所谓的五轮学说，而五轮学说对于临床诊治疾病的意义是非常大的。

三、目由肝所主

除此之外，《黄帝内经》也提到，从五官整体来说，眼睛归属于五脏中的肝。因此，中医还有种说法叫"肝开窍于目"。另外还有鼻子归于肺、耳朵归属肾等。如果把五官都分开对应，那么每个器官都与体内某个脏腑有特殊的关系。在《黄帝内经》中就称目是由肝所主，认为"东方青色，入通于肝，开窍于目，藏精于肝"。

肝主疏泄，主藏血，主生发，肝血能不能上升营养眼睛，决定着眼睛的功能。因此，《黄帝内经》也一再提示"肝和则目能辨五色"。现代人经常出现眼睛又干又涩，而且还流泪、怕光、怕风的情况，其实都是由于肝的原因。所以，很多人都听说过一个方药，叫六味地黄丸。六味地黄丸是由哪些药材组成的呢？由熟地黄、山茱萸、山药、茯苓、泽泻、丹皮六味中药组成。那么，六味地黄丸的功效又是什么呢？主要是滋补肝阴。而且，六味地黄丸还有很多"姐妹方"，也就是在这个方子的基础上进行加减变化形成的六味地黄丸系列方，如知柏地黄丸、麦味地黄丸、杞菊地黄丸等。

尤其是杞菊地黄丸，是在六味地黄丸的基础上加了两味药，一个是枸杞子，另一个就是菊花，使六味地黄丸摇身一变，成为一个治疗眼睛疾病的方子。就像我刚才说的那种情况，经常眼睛又干又涩，怕光、怕风、流泪，而且视物不是特别清晰，这时就可以用杞菊地黄丸加减进行治疗。实际上，只看枸杞子的功效，就有滋补肝肾之阴的作用，加上菊花能清肝明目，将枸杞子和菊花两味药配合起来，平时代茶饮，也称之为枸杞菊花饮，就能有明目的作用。但是如果是针对一些年纪比较大、肝肾比较亏虚的人，单用枸杞子、菊花泡茶的效果可能就会差一点，建议还是用杞菊地黄丸进行治疗，效果还是不错的。

我曾经治疗过一个病人，是一位50多岁的男性，来看病的主要原因就与眼睛疾病有关。他说步入50岁之后，就感觉眼睛的功能不如从前，加上他的职业又与电脑相关，天天盯着屏幕，一段时间下来，就会感觉双眼又干又涩，非常难受，而且还经常流眼泪，尤其是受到光线或是风的刺激，就会更加严重，导致每次出门都得戴墨镜，而且即使待在屋内，如果光线特别强，也会感觉不舒服。我摸了他的脉，发现偏一点弦、滑，略数；再让他伸舌看看，舌形比较偏瘦，舌色还略红。这是因为肝肾阴虚，导致阴血不能滋养双目，而且还有虚火，于是我就用了杞菊地黄丸加减进行治疗。两周以后，病人回诊时显得很高兴。他说眼睛的症状已经得到很大的改善，虽然没有完全恢复到正常状态，但又干又涩，而且怕光、怕风、流泪的情况，都得到了明显的缓解。

因此，临床上出现这种情况的病人，一般都与肝肾阴虚有关。当然，造成这种情况也与日常的用眼习惯十分相关。所以，我经常提醒大家，不要长时间盯着屏幕，最好每隔一段时间，适当地休息一下；另外也可以经常做眼保健操，舒缓一下眼睛，或是走到户外，眺望远方，都是能使眼睛放松的好方法。

我刚才提到的这个病例，病人是从50多岁开始出现这种情况，其实与人体的生长发育阶段有特殊关系。因为人到50岁的时候，肝气已经有点衰弱了，肝叶也会变得比较薄，而肝主目，才会"目始不明"，这也是《黄帝内经》当中所提到的。因此，在这个时间段眼睛出现这种情况，要从肝、肾两脏调理和治疗。另外，现在很多学龄儿童，也要注意不能过度用眼，尤其是看电脑、看手机的频率不要过高，时间也不要过长，从小就要好好保养双眼。

四、舌与脏腑关系密切

下面我向大家介绍中医非常有特色的诊法，就是望舌，也就是所谓的舌诊。

现在很多人对舌诊都比较熟悉。我最近出门诊时发现一个现象，经常有病人说自己脾虚有湿。我就问他：你又不是学中医的，怎么知道自己是脾虚有湿呢？他就会解释说：舌头偏大，而且旁边还有很多齿痕，中医说舌头胖大属于脾虚，有齿痕就是脾虚有湿。当他把话说完，我的跟诊学生都笑了。其实这也说明，现在很多中医知识得到普及，使得许多病人都能掌握一些中医基础知识。

实际上，在我们的三寸之舌上，确实有很大的学问存在，尤其与脏腑关系很密切。所以，临床上通过观察三寸之舌，可以帮助我们很好地了解人体内部的脏腑气血情况。

1. 心开窍于舌

五脏中，舌与哪个脏的关系最为密切呢？那就是心。在《黄帝内经》当中就说"心开窍于舌"，还说"舌为心之苗"，以及"心气通于舌，心和则舌能知五味矣"，把舌与心紧密地结合在一起。比如大家可能也有过这样的经验，当伸出舌时，发现舌尖比较红，大概就会知道是有点心火了，甚至在舌上出现溃疡，也会说自己"上火"了。另外，舌的味觉不灵敏，辨别食物滋味的能力比较差，其实也与心有关系。

因为心主舌，舌的很多变化能反映心的状况。像刚才我所提到的，舌尖如果比较红，甚至还有一些溃疡，长一些疹子、小脓包，一般来讲都属心有火，就能从清心火的角度处理。另外，如果舌上有一些瘀斑，那就反映出体内有瘀血，就需要适当活血化瘀。

舌的功能如果出现问题，其实也与心有关，如咀嚼和发音功能。正常的发音是字正腔圆，说话的时候能让人听清楚，可是有些人就是发音不清楚，就有可能是舌头造成的问题。比如有的人的舌头偏厚，有的人的舌头可能偏薄，或是有的偏大，有的也可能偏小，还有舌系带偏短的情况，都会导致发音出现问题，民间也会称这种说话不清晰为"大舌头"。因此，发音功能也能反映舌与心的关系，因为心主神，而且心也主舌。

唐代大医学家王冰在解释心主舌功能的时候说过"心别是非，舌以言事"。这是什么意思呢？就是说心具有辨别是非的功能。所以，《黄帝内经》说"所以任物者谓之心"，也就是人体判别、感知外界事物都由心来担任。但是，感知后的结果必须通过语言表达出来，也就是通过舌头发音表达内心的想法。这也是中医认为心主舌的一个观点。

我的导师王洪图教授曾经治疗过一个病例，是一位53岁的女性。她的主诉就是感觉舌头发麻、发胀，而且还不太灵活，导致发音、说话都不是特别清晰，此外还伴有睡眠不好、梦多、食欲比较差的症状。当时王老师看了看病人，就尝试与她交流，结果发现病人的发音还处于比较清晰的状态，故王老师大概判定她的病情还没有发展得太深入。接着又根据病人舌苔、脉象的情况，王老师就决定从清心开窍、祛除痰热，同时辅以活血化瘀的方法进行调治，确实收到了不错的效果。这其实也是从心主舌及心开窍于舌的角度切入的。

2. 舌为脾之外候

我们了解了舌与心的关系，那么，舌还与谁有比较密切的关系呢？那就是脾胃。

我们的舌上都有薄薄的一层舌苔，与五脏六腑又有什么关系呢？实际上，古人认为舌苔与脾胃的关系是最密切的。

在《灵枢·邪气脏腑病形》当中就说："**十二经脉，三百六十五络，其血气皆上于面而走空窍……**"又说："**浊气出于胃，走唇舌而为味。**"浊气是指吃进去的水谷消化后所得到的精华之气，走到唇舌之间，就长成了舌苔。因此，大医学家章虚谷就很明确地说出"舌苔由胃中生气以现，而胃气由心脾发生，故无病之人，常有薄苔，是胃中之生气，如地上之微草也"。也就是说，舌上长的舌苔，就好像大地上长的小草一样，有舌苔才是有地气的表现，也就是脾胃之气足够旺盛，才能出现舌苔。既然是这样，如果舌苔比较薄，或是舌苔太厚，其实都属于脾胃有问题。比如脾胃的湿浊之气太壅盛，就容易导致厚腻的舌苔。反之，如果是镜面苔，也就是完全没有舌苔；或是像许多小孩子容易出现地图舌，也就是舌苔分布不均匀，经常是这有一块，那缺一块，像地图似的，都与脾胃之气虚弱有关。

除此之外，舌面的分区在中医临床诊断的意义也是特别重大的，因为舌不仅与心和脾胃有密切关系，还与各个脏腑都有密切关系。一般来讲，舌尖主要对应心和肺，舌的两侧与肝和胆的关系比较密切，舌的中部则对应脾胃，舌根部与肾关系最密切。

五、望舌的苔、色、形、态

除了舌与脏腑的配属关系可以协助诊断以外，我们还能透过望舌观察到什么呢？首先，我们需要知道正常的舌象是什么样子的。正常的舌要看舌质的颜色，应该是淡红舌，而且上面还要有一层薄薄的白苔，舌苔必须比较滋润，比较鲜亮；舌体的大小要适中，既不能特别大，也不能特别小；还有舌体的活动一定要灵活。比如有的人经常感觉舌头发僵，那就表示有问题了。以上就是正常的舌象应该具备的几个条件，如果不符合这些条件，那就是偏于异常的情况。

有些人的舌偏暗淡，颜色不太红润，也不光亮，像是没有血色，也是我们说的淡暗舌。淡暗舌大都偏于脾虚，而且阳气还不充盛，主要偏于虚寒证。有些人的舌色太红，而且红到有点绛色，则偏于火气旺盛。有些人的舌色发青、发紫，就表示有瘀血；有些人的舌上甚至还会有瘀斑、瘀点，都是一种瘀血的表现。

以上是临床上比较常见的异常的舌色。另外就是我刚刚提到的，舌尖部位属于心，如果见到舌尖特别红，但舌的整体是一种正常的淡红色，只是在边尖部位发红，或者长了一些偏红色的小刺，一般属于心肝之火偏盛，这样的人容易出现心烦气躁的症状。

下面我说说舌体。正常的舌体应该大小适中。但是有的人伸出舌头，你会发现舌体比较偏瘦，而舌是由五脏六腑的气血营养的，如果舌体太小，也说明人体脏腑的气血是偏弱的，尤其是阴血不足。另外，有些人的舌体偏大，有的还会与牙齿紧贴在一起，甚至导致舌头的两侧出现明显的齿痕，像这种情况通常是脾虚湿盛的表现。针对这种情况，一般要从健脾祛湿的角度进行治疗。

不过我也要强调一点，如果你有异常的舌象，但是平时并没有什么不舒服的症状，还需要去治疗吗？比如有的人舌头偏大，或者有齿痕，是不是应该去治疗呢？其实以我的观点来看，如果没有任何病态的表现，那么就没有必要治疗，因为很多异常的舌象是天生的，除非出现症状，才需要特别调治。

另外，舌态也是很好的观察点。正常的舌态要灵活，如果是偏于僵硬，或是萎软无力，或是舌头伸出来偏斜向一侧，或是无法控制、来回吐弄，都算是病态。

尤其在临床上经常会发现，有一些女性一伸出舌头会一直发颤，其实往往是心神不宁的表现，还可能伴有睡眠不太好、多梦、心烦气躁等症状，就是有点类似神经衰弱的倾向。

观察舌象还有一个重点，就是舌下的脉络。观察舌下脉络，必须先将舌往上腭顶，这样舌下的情况才能完全显现出来。一般来说，舌下本来有两条略带紫色的静脉，如果静脉过于迂曲，而且特粗、特大，还出现分支，就表示体内有瘀血；甚至有的人还会在这个部位出现青紫色的瘀斑、瘀块，都标志着有瘀血。

比如有些女性朋友容易出现月经不调的情况，如痛经，而且血块比较多，这个时候去观察她的舌下脉络，经常可以发现我刚刚所说的那些特征。而且有这种舌象的朋友，也要特别注意心脏问题，因为这表示体内的血脉有瘀堵，容易出现供血异常的问题。

望舌除了观察舌质、舌态，还有一个重点，就是舌苔。刚才我也讲了，舌苔与脾胃有密切关系。正常的舌苔是薄白苔，就是薄薄的一层铺在舌面上，而且还能透过舌苔看见舌底，这叫薄苔。那偏厚的舌苔是什么样子呢？就是一大片苔腻在那儿，完全看不见舌底，这就叫厚苔或腻苔。还有的是没苔，也就是无苔舌，我们也称之为"镜面舌"。此外，正常的舌色是偏白的，如果有带点黄色，甚至是灰黑色，都属于病态。

此外，舌苔还能帮助我们诊断病位的深浅。正常的舌色是以白色为主，如果变成黄色，则标志着火盛，也就是体内有热气熏蒸，偏于热证，而且病位是比较浅的；如果是灰黑色苔，那么除了可以反映邪气比较旺盛，可能偏于极寒或极热，还表示病位是比较深入的。

舌苔的润燥也是一个观察点。正常的舌苔应该是干湿适中，但是有些人伸出舌头时，口水也随之溢出，就是偏于湿盛，一般属于痰涎壅盛。反之，有些人的舌头一伸出来干干涩涩的，是津液不足，也就是体内的阴液、津液偏虚，才会显现这种情况。

讲到这里，我们大概了解了望舌的几个重点，主要包括舌色、舌体、舌态，还有舌苔，都是当下能观察到的方面。事实上，我们还可以观察舌的变化，如颜色的变化，舌苔厚薄的变化，也能帮助诊断。比如有些病人通过治疗，他的舌苔会从厚腻的苔逐渐变薄，就表示病情在向好的方面发展，邪气在退去；反之，如果苔越来越厚腻，则表示病情在往深处发展。这是另外要特别注意的重点。

现在很多人懂得观察自己的舌头，不过观察舌头之前，一定要注意周遭的环境，在自然光线下观察最为准确；另外还要注意食物染苔的情况。比如有些人吃了草莓、巧克力、咖啡等容易染苔的食物，就会导致舌苔出现异常的颜色，就会影响诊断结果。

以上我向大家做了一个初步的望诊介绍。实际上，望诊的内容是非常多的，望整体、望形态、望行动状态，以及望人的脸部、精神状态，包括望目、望舌等，都属于中医望诊的内容。此外，一些特殊人群，比如小儿还有望指纹，以及特殊疾病的病人必须望其排出物。这些都是通过望诊的手段，让我们能对身体的内部状况有大致的了解。但是到底诊断为何病，甚至要如何去治疗，我建议大家不要妄下结论，最好去找专业的医生详细诊断之后，再进行治疗。

听声辨味有门道

　　"闻而知之谓之圣"。闻诊也是诊病的
一个关键性环节。

扫描观看提要

前面我对中医四诊中的望诊进行了介绍，下面谈一谈闻诊。

其实闻诊也是中医诊病的一个重要方法，在《难经》当中就说"闻而知之谓之圣"，也就是说闻诊是诊病的一个关键性环节。那么，闻是指什么？换句话说，什么是闻诊？顾名思义，闻，要先用耳朵闻。

李白有一首著名的诗叫《赠汪伦》。诗中写道："李白乘舟将欲行，忽闻岸上踏歌声。桃花潭水深千尺，不及汪伦送我情。"也就说李白刚刚想乘舟离开的时候，忽然听见岸上传来踏歌之声。实际上"踏歌"是唐朝的一种歌舞形式，就是又说又唱，用脚踏地来打拍子。李白听见这种歌声，就知道是汪伦过来送他了。这首诗也表达了李白与汪伦之间的情谊。

李白听到声音，称作闻。所以，在《说文解字》当中解释闻是"知声也"，也就是用耳朵去听。《难经》也提到"闻而知之者，闻其五音，以别其病"，也就是说听这种声音，别五音，来断定病。所以，古人也把闻诊称作声诊，或者说直接就是听，直接就叫闻声。

那么，闻还有一种含义。比如在《孔子家书》当中就讲："与善人居，如入芝兰之室，久而不闻其香，即与之化矣。"这就是说，当你与高尚的人在一起的时候，就如同进入摆满兰花的房间一样。刚入兰室当中，你可能闻见这种花香，时间长了，可能就闻不到了，因为你与这些花融为一体了。这种"闻"，实际上是用鼻子闻。我们也经常会说闻气味，用鼻子闻一闻。所以，这么看来，闻诊在这里实际上是两个大的内容，一个是用耳朵听，另一个是用鼻子闻气味。这都是闻诊的范畴。

我们都知道，中医诊病是由表至里，以外至内。人体发出的声音也好、气味也好，人体特有的气味也好，都是内在脏腑、气血的外在表现。所以，通过这种表现就可以推测内在脏腑的功能状态。

在《素问·阴阳应象大论》当中提到："**善诊者，察色按脉，先别阴阳，审清浊，而知部分，视喘息，听音声，而知所苦。**"善于诊断的人，可以通过察色，也就是观察病人的色，按病人的脉，而且还可以通过病人的面部色泽判断哪个脏腑有病。再看病人的喘息状态，听声音，就可以判断病位、病性及愈后等，就可以进行决断了。

在武侠小说中，我们经常可以看到某个武林高手眼睛看不见了，就用耳朵来听。比如在金庸的武侠小说《射雕英雄传》中就有"江南七怪"，江南七怪之首是飞天蝙蝠柯镇恶，他双目失明，就靠耳朵听声辨位、听风辨形，武功高强。

许多人见过这样的场景，到了半夜 12 点，有一群人穿着荧光背心，手里经常拿着铁棒在耳朵旁边听。这些人是在干什么呢？原来他们把铁棒一端放在窨井下面的水阀门或消防栓上，一端靠着耳朵，依靠着金属棒听水阀门或消防栓漏不漏水。如果听到哗哗的声音，就知道这个地方肯定有漏水，就要下去进一步检测。

列车检修员用小锤敲轮毂，听听它的声音，声音清脆的可能没事，听着有杂音的说明可能有破损，或者有裂缝，可能就要对轮毂进一步检查。实际上，这都是通过声音来反映内部的一些情况。所以我们说，通过闻诊，通过声音可以反映人体内在脏腑的一些情况。

声音，就人体来讲，《黄帝内经》也提出来了，是我们的咽喉部，

"喉咙，气之所以上下者也；会厌者，音声之户也"。也就是说发声依靠的是咽喉。那么，谁与咽喉有密切关系呢？古人认为肺与咽喉有密切的关系。当肺有病的时候，可能咽喉就出现一些问题，发声也就出现一些问题。因此，通过发声，我们可以首先判断与咽喉关系最密切的肺的情况。而肺又与五脏六腑关系密切，进而可以诊断五脏六腑的疾病。

《医学心悟》说："肺体属金，譬若钟然。"也就是说，肺就好像是一个钟，相当于人体发声的器官。所以，肺有疾患的话，就像钟出现了问题，我们的声音就会出现问题。比如一种常见病，叫作喑哑，是声音沙哑，或者发不出声。对于喑哑，中医有两种认识，一种是钟石不鸣，可以称为"金实不鸣"，另一种是"金破不鸣"。钟的中间是空的，外面是金属壳，一敲才有响声。如果壳里面塞满东西，就是所谓的金实，那么声音可能就发不出来了。所以，当外邪犯肺，或者痰涎壅盛阻肺的话，就相当于"金实"，声音就不正常了。

如果钟的外壳破了，声音就会不正常，出现问题，这就是"金破不鸣"。那么，当肺阴不足，或肺气不足的时候，就相当于"金破"了，声音也会有些异常的改变。

在《古今医案按》中记载了这样一个病例。有一位官员姓曹，新建了一所宅地，其间比较劳累。因为好不容易建了一所宅地，他特别高兴，就请了很多朋友喝酒庆祝，持续半个多月。突然有一天，他的声音开始沙哑，有点发不出声音，而且重浊，说话也不太清楚。出现这些症状，也不能正常地处理公务，他的心里非常着急，于是就把大夫请来了。大夫一看，说他是因为日常心理压力比较大，比较劳累，暗耗阴血，耗伤气阴，加上新建的宅地一般比较湿，故有外湿，又连日喝酒庆祝，酒可以酿内湿。这样，内湿、外湿相合，造成肺脏出现问题。也就是说，病人正气不足，又有湿邪阻滞，就造成了既有金实不鸣，又有金破不鸣，两种情况都存在了。所以，大夫就先用金匮薯蓣丸调补正气，等到病人的正气恢复得差不多了，就开始用川芎、细辛等药进一步治疗，以开窍、祛湿，实际上就是去除"金实"的问题。这样，症状慢慢地缓解，嗓子不沙哑也不重浊了，声音也变得逐渐清晰。

通过闻诊我们可以诊断一些疾病，继而进行治疗。那么，闻诊的具体内容是什么呢？闻诊包含两个部分，一个是听声音，一个是嗅气味。

一、听声音

听声音首先要知道的就是正常的声音是什么样子的。正常的声音有标准吗？其实男性的声音与女性的声音不太一样。男生的声音比较浑厚、低沉，女性的声音偏高亢、细尖。小孩的声音听着比较稚嫩，老人的声音就偏于沙哑、低沉。而且，性格不同的人，在不同的情绪环境下，发出的声音也不是特别一样。快乐的时候可能发出的声音比较欢悦、舒缓；紧张的时候，可能语速比较快，声音就比较局促。

而不同性格的人更是这样。《三国演义》中的张飞，就是心大、心粗、性格直率的人，他的声音是什么样子呢？是一种高亢、彪悍的声音。而诸葛亮足智多谋，他的声音就比较沉稳，但又比较大气。所以，不同性格的人声音又不太一样。我们有的时候，可以从声调、声音的高低来判断正常的声音，有的时候又不好说。总的原则是，发声自然，音调和畅，洪亮圆润，就属于正常。

那么，我们知道了正常的声音，就看一看什么是异常的声音。这里要分几种情况。

首先，听声音，不只听声调，你可能首先听他说的是什么，也就是听所说的内容。其实听声音的内容又与以后我要讲的问诊当中的有些内容有交叉，就是要看所说的到底是什么话。

前一段时间我的门诊来了一个小病人，是一个十几岁的小孩。这个小孩有一个特点，特别爱说话，见着谁都跟谁说一说。但是他说话的速度特别快，但说不清楚，别人也听不清，不知道他在说什么。他就和你一直说，而且挺高兴，说得高兴的时候可能还要唱两句。另外，这个小孩特别爱动，不能在诊室踏踏实实地坐着，一会儿去这个房间，一会儿到那个房间，一会儿去诊室外面，到处溜达，特别爱动。据他的母亲讲，这个小孩的睡眠也不好，经常多梦，白天在学校也不好好学习，晚上回家不爱做作业，也不好好吃饭。实际上，我对这个病人的诊断偏于自闭症，有人称为多动症。

所以说，说话的内容，实际上能反映出病人的一些病变。中医讲心藏神，《黄帝内经》亦说心为君主之官，神明出焉。这个小病人的说话内容反映了他的心的情况，内容没有什么逻辑，说话不是很清楚，表明他的心的主神明是有问题的。

这个病例是神志还比较清楚的。有的时候，语言的另外一种情况就是在神志不清的时候说的一些话，可能也有问题。所以，中医对于人的神志不清时的语言有两种表述。一种称作谵语，另一种称为郑声，都是指胡言乱语，没有什么逻辑关系，换句话说就是这个人在说胡话。

所谓谵语是指什么呢？人在高热时说出的话语调比较高亢，而且语无伦次，这就称为谵语。一般来说，谵语的病人通常伴有高热、神昏等热证、实证，是邪盛累及心神的一种表现。而郑声则不同，病人的声音低弱，断断续续，语言重复，多见于疾病的晚期，往往是由于正气衰弱，精神散乱，阴血不足，心气不足，是心气大虚的表现。所以，中医也有"实则谵语，虚则郑声"的说法。

除此之外，我在前面也讲过，老年人到了一定的年纪，可能有时候会说错话，这不还是言语方面的问题吗？《黄帝内经》当中就讲，人在八十岁的时候，肺气衰败，魄离。魄是一种本能性的东西，离开人体，导致"言善误"，故人所说的话可能是错话。这个时候他的神志是清醒吗？神志是清醒的，但是说出的话，没有按照心神支配就说出去了，这时所说的可能是错话。中医称为"错语"。这个时候，可能说话的人自己知道，可又自主不了，故"言善误"。这是由什么原因引起的呢？与心神还是密切相关的。

所以，就听声音来讲，首先要听所讲的内容是什么，来判断脏腑是不是出现问题了。

第二个，听声音是听人的五声。《黄帝内经》当中是这么讲的：人有五声，指的就是呼、笑、歌、哭、呻。呼就是呼喊，歌就是唱歌，哭就是哭的声音，还有一个是呻吟的呻。如果说是在临床上出现五声，那么通过五声也可以诊断某些脏腑的疾病。这里的对应关系，按照《黄帝内经》所讲：肝主呼，心主笑，脾主歌，肺主哭，肾主呻。这表明，五声与五脏是一种对应的关系。

我的老师王洪图先生曾经治疗了一个病人，是一位60多岁的女性。她的最重要的一个症状，就是晚上睡着了以后，总在睡梦中高声呼喊。家人因此受到影响，她自己也很痛苦。因为睡不好，白天非常疲倦，精神也非常差，而且经常烦躁，还时不时长叹。这种状况已经持续了很多年。而且病人还说，如果稍有精神刺激或者在阴天下雨的时候，这些症状就会加重。因此，王老师考虑，病人的这种情况与肝的疏泄功能有密切关系，因为肝主呼。最后王老师是怎么治疗的呢？主要是用柴胡、郁金、草果、厚朴疏肝、理气、化浊、祛湿，收到了不错的效果。

王洪图先生还医治过一个 17 岁的女生。我是跟诊亲见的，所以印象特别深刻。这个女生只有一个症状——爱唱歌，总想唱歌，而且不分场合，来看病的时候她也美滋滋地唱歌。脾主歌，王洪图老师认为病人是因为脾不藏意，导致意念外露，所以总在唱歌。那么，王老师是怎么治疗的呢？就是用中医一个著名的方药泻黄散加减治疗，收到了不错的效果。

所以，在闻声的时候，首先要断定五声出现没有，如果有五声出现，可以对应地进行治疗。

除了听五声之外，还要听五音。五音实际上就是宫、商、角、徵、羽，是一种音调。古人认为，宫、商、角、徵、羽也是分属于五脏的，分属于五行的。《黄帝内经》提出：角音属肝，徵音于心，宫音属于脾，商音属于肺，羽音属于肾。这样，五声分属于木、火、土、金、水五行。那么，宫、商、角、徵、羽与现在的音调比较，大概是什么样的呢？角音就相当于"mi"；徵音相当于"sol"；宫音相当于"do"；商音相当于"re"；羽音相当于"la"。实际上，每个人都有自己的音调，和我们的性格是一样的。所以古人也认为，如果说你的音调已经固定了，如果有所改变，那么就说明身体可能有一些病变。《伤寒论》当中也提到：假如人本声角音，变成了商音，说明是金克木。如果说是变成商音了，变成徵音了，变成羽音了，认为可能都是一些病变，故提出"以本声不可变故也"。这就是说，人是有一个音调的，如果本音音调发生了变化的话，可能要给予特别注意了。所以，听五音可以判断脏腑的一些病变。

讲到这里，我不得不提一个话题，有人根据五音与五脏的关系来预防疾病，治疗疾病，现在有人也提出了"五音养生"。有没有道理呢？有道理。比如有人就用宫调的乐曲，像《春江花月夜》《月光奏鸣曲》这种偏于悠扬、沉静、醇厚、庄重的乐曲，让脾胃虚弱的人听。其应用的是什么原理呢？宫与脾土关系密切。而用徵调的乐曲，像《卡门序曲》《步步高》《狂欢》这种偏于热烈、欢快、活泼、轻松的乐曲，可以振奋情绪，振奋精神，让心气不足的人听一听，确实是有一定好处的。

我有一位朋友邹先生，是一位音乐制作人，他就把我治失眠的一张方子拿走了，并给这张方子谱了曲，给失眠的人听。过了一段时间，他对我说效果很好。他将一张方子谱了曲，实际上应用的还是五音与五脏的关系。最后他让病人去听这个曲子，具有养生的意味。我觉得还是挺有意义的。

除了听五音之外，我在这里还要提一点，就是听其他异常的声音。异常的声音也是比较多的，如咳嗽、哮喘、打嗝、嗳气、肠鸣音、喷嚏、哈欠等。我们的正常呼吸节律，每分钟应该是 6 到 20 次，呼吸应该深浅适中，节律整齐。虽然呼吸随着环境、地域的不同，可能也稍有变化，但是如果呼吸特别急促、特别粗，而且以呼出为快，那么可能就偏于实证、热证了。而有的人呼吸比较短、浅，以吸入为快，可能就偏于虚证、寒证了。所以，听呼吸的声音，也是可以诊断疾病的。

二、嗅气味

大家都知道，在正常情况下，我们的嘴里可能没有过多的气味，而有些病人，嘴里可能就出现一些异味，我们称为病体气味。那么，这种情况在临床上能不能见到呢？可以见到。比如病人口气比较重，有口臭，也就是嘴里经常有一股酸腐味或酸臭味，离得很远也能够闻到。

我曾经治疗过一个糖尿病病人，即使离得很远，他的气味也很熏人。一般来讲，这种气味除了口腔有病变，牙齿有龋齿或者有牙周病等，按中医来讲，可能与脾胃有密切关系。脾胃有食积，或者有积热，可以产生这种气味。对于那个病人，我当时用的是泻胃的药物和健脾的药物，而且还用了泻黄散，实际上就是六君子汤加泻黄散，是从调理脾胃的角度进行治疗的。

除了口臭，还有一种口甜。口甜可能别人闻不到，但自己能够感觉到。口甜又称口甘，在《黄帝内经》当中称为"脾瘅"。这个病是由于多吃肥甘厚味，导致脾气上逆，实际上就是脾不健运而有湿，湿气上逆，到口中，出现口中甜腻腻的。脾在五味当中主甘、主甜，故脾病的一个症状就是口里发甜，没有什么其他的味道。

《黄帝内经》说这种情况应该"治之以兰，除陈气也"。对于"兰"，诸家有不同的认识。现在一般认为代表两种药，一个是佩兰，一个是泽兰，用这两味药配合进行治疗。也就是说，一方面要行脾化湿，要清暑辟秽；另一方面，泽兰可以散瘀疏脾，通利水湿。实际上，两味药合用，既可以健脾，也可以化湿，还可以活血祛瘀，还可以辟秽。

前些日子我见到一个病人，是一位女性，嘴里就是发甜。她告诉我，在中秋节的时候，家里月饼多，在家没事就多吃了些，结果出现嘴里总是发甜，甜腻腻的，导致特别心烦，静不下来，而且还爱发火。我一看她的舌苔，尤其是舌中部，舌苔偏厚，属厚腻舌苔，而且脉沉滑，还略数。

我诊断这个病人就是脾瘅，用药就是兰草汤加减，再用点泽兰、佩兰，心烦加点炒栀子、淡豆豉、郁金，就用这个方子调了调，病人吃完以后感觉很好。

实际上，闻气味异常还有一种情况，就是鼻息感觉到有异味。当然我说的这种情况也不是医生能感觉到的，而是病人感觉到的鼻息，自己的鼻子闻到一些异味，中医叫作"鼻渊"。

鼻渊有什么症状呢？在《黄帝内经》当中把它称作"辛颏鼻渊"，并描述为鼻子里有辛辣感，而且鼻涕特别多，"鼻渊者，浊涕下不止也"。现在来讲，这种病与鼻窦炎比较相似，即病人的鼻子中有一些异味的感觉。

嗅气味还包括嗅排出物的味道。人体的排出物有很多，如汗液、痰液、大便、小便、白带，有些有异常的味道。对于这种异常的味道，诊断时也是要给予特别注意的。

有一年夏天，有一个七八岁的小孩来看病。这个患儿体型比较胖，平时特别爱吃肉，而且也很能吃，食欲特别好。这次病人是因为腹胀，肚子特别胀，而且总是拉稀，一天拉好几次，食欲不好，吃不下东西，说话的时候明显感觉到口气偏重，舌苔也比较厚腻，病人自己也感觉口中比较黏。尤其有一个症状，他的妈妈跟我说，有一两个月的时间，病人大便特别臭，特别熏人。这个病人大便味道重，反映出什么问题呢？脾不运化，食物消化不了，酿湿拥堵，就出现上述症状。

那么，我用了什么药呢？茯苓、白术、陈皮、藿香健脾化湿，加鸡内金、焦山楂助消化，又加疏肝的药，如柴胡、枳壳，用这个方进行调治，病人就好转了。

所以说，排泄物的气味在中医诊断当中也是有重要意义的。

现在很多人也很有经验，打嗝儿反酸水，或者有酸腐味儿，就会考虑是不是吃得不对，或是有食积。大便也是一样。有些人排矢气特别臭，可能是消化不好；有些人排矢气比较多，还比较响，但是没有什么味道，可能就偏于气滞，治疗上也是不一样的。《黄帝内经》的

"病机十九条"当中也提到过，水液混浊偏于热，水液澄澈清冷偏于寒。这一论述可以运用于闻气味。也就是说，偏于混浊的，味道特别大的，就偏于热，或偏于湿热结合；而味道不是特别重的，就偏于寒。两种情况在治疗方面也是有区别的。

以上向大家介绍了闻诊。闻诊有两大部分：一个是听声音，一个是嗅气味。实际上听声音也好，嗅气味也好，它的范围包括得还要更广，这里只是挑选当中一部分比较主要的东西和大家谈了谈。

实际上，四诊是很专业的知识，我也和大家说过，不要认为自己知道一点中医知识就开始为自己诊断，就开始用一些药，这是不对的。有病变还是应该到专业的医院找医生进行诊断，进行治疗。

怎样把病问出来

"问而知之谓之工"。问诊是了解疾病重要的一环。那么，问诊都问些什么呢？怎么来问呢？

扫描观看提要

什么是问诊呢？在《史记》中专门有一篇《扁鹊仓公列传》，里面讲了一个故事。有一天扁鹊游历到虢国，听说虢国的太子死了。什么时间死的呢？天明鸡叫的时候。扁鹊就问一位中庶子到底是怎么回事。这位中庶子懂中医，就告诉扁鹊：太子平素身体比较虚弱，有的时候会发生晕倒的情况。这次是在天刚刚亮、鸡叫的时候发生了晕厥，没气了。扁鹊一听，就对中庶子说：你进去看一看，如果太子的耳前动脉还有搏动，身体比较温，偶有气息的话，就说明他不是真的死了，是一种尸厥。如果是这种情况，我还可以救他。中庶子有点半信半疑，就去禀告了君王。君王一听，就让扁鹊试一试。扁鹊进宫一看，太子的耳前动脉确实还有微微的搏动，于是就用一些方法，包括针灸、熨法，还有服方药等，太子就活过来了。

　　那么，扁鹊在诊治病人的时候，没有接触到病人，也没有运用望诊、闻诊。用的方法是什么呢？就是问。问的是旁边的路人，或者说是懂中医的中庶子。了解了太子发病的始末，扁鹊就有自己的判断了。所以，问诊实际上是问病人或者是陪伴病人的人，或者是病人身边的人。

　　在《黄帝内经》当中就谈到了问诊：入国要问俗，入家要问讳，上堂要问礼，临病人要问其所变，也就是病人的一般的情况要了解。这实际上就是一种问诊。

那么，为什么要问诊呢？我在门诊也发现，有的病人一进来，就把袖子往上一撸，把手往脉枕上一放，然后就说：大夫，你给我号号脉吧，看看我有什么不舒服，看看我有什么病。好像中医看病，望、闻、问诊都不用，只用切脉，甚至如果通过询问病人的病情进行诊断，这个医生的医疗水平就不高。

实际上，疾病有其发生、发展、变化的规律，是一个动态的发展过程。而气候、地理位置、个人生活习惯、脾气秉性等，都影响着疾病的发生发展。这就是中医所说的"三因制宜"，即因地、因时、因人制宜。人的脾气秉性，包括个人的生活史、生活习惯，有的时候依靠望、闻、切三诊，是无法知晓的。所以，问诊在中医诊断中也是非常重要的。

我讲一个医案。金元时期大医家朱丹溪的著作《格致余论》中记载了一个病例。有一个70多岁的老人，泻痢了很长时间，原来他的身体很好，突然出现了这种症状。那么，他是从什么时候开始发作的呢？从夏末一直到深秋，一天要拉好几次，并且逐渐出现胸口憋闷，食欲也差，日渐消瘦。他找大夫医治，效果不是特别好，于是把朱丹溪请去了。朱丹溪给病人号脉，脉又弦又涩，如琴弦似的，紧绷绷的。一般来讲，弦涩之脉出现于沉积之病，就是说有积滞在体内。而这个病人，比较消瘦，食欲也不好，脘腹部、胸口还比较憋闷，一天腹泻好几次。

朱丹溪询问了病人的一些日常情况。病人告诉朱丹溪，他有一个喜好，特别爱吃鲤鱼。喜好到什么程度呢？"三年无一日缺"，也就是天天都吃。朱丹溪一听，就知道病是由于过食鲤鱼造成的。鱼生痰，肉生火，长期吃鲤鱼，天天吃，会导致脾胃不消化，影响脾胃运化，就生痰、生湿，痞积在肠胃。于是，朱丹溪就先用药祛痰涎，采用了涌吐的方法，然后又用健脾祛湿的药物，病人慢慢就好了。

在这个医案中，朱丹溪诊断治疗的一个关键的点，就是病人的一种生活习惯，爱吃鲤鱼。而这个关键点依靠望、闻、切很难了解，是通过问知道的。其实，在《黄帝内经》当中也是特别重视问诊的，其提出："**诊病不问其始，忧患饮食之失节，起居之过度，或伤于毒，不先言此，卒持寸口，何病能中？**"（《素问·征四失论》）诊病不先问问病人是怎么生的病、有什么不舒服，也不去问病人的情绪怎么样、饮食习惯如何、生活起居怎么样，开始就号脉，"何病能中"？就是说你能诊断出什么病来呢？所以说，问诊在古人的眼中，在《黄帝内经》中就已经提升到一个很高的地位了。

有些症状只有病人自己才能够感觉到，别人可能感觉不到。比如有些病人自觉发热，体温却不高，自觉心里比较烦、比较热，手心比较热。所以，有些病人会描述说手热，就想抓着铁管才会舒服。这种感觉只有病人自己知道。

另外像一些症状，如胸比较闷、比较满、比较胀，有点憋气，还有肚子可能有点痛，头有点痛。这些症状，别人不太清楚，是病人的自我感觉。那么，这种感觉怎样才能被人知晓？就要依靠病人的叙述，而这些叙述就要医生通过问诊获得。

既然问诊是比较重要的，那么，问诊都问些什么呢？怎么来问呢？

问诊的内容，古人早有总结，如明代的大医家张介宾，就专门将问诊的内容编了一首歌，即"十问歌"。"一问寒热二问汗，三问头身四问便，五问饮食六问胸，七聋八渴俱当辨，九问旧病十问因，再兼服药参机变；妇女尤必问经期，迟速闭崩皆可见；再添片语告儿科，天花麻疹全占验"。

"十问歌"将医生要问的问题基本囊括了，现在初学中医的人，包括大学的医学生，都会学到"十问歌"。后世医家在此基础上进一步发挥，使问诊更加全面、系统。

一、问主诉和现病史

什么是主诉呢？大家可能有这样的经验，到中医那儿看病，医生会问你哪里不舒服。这句话实际上就是问病人的主诉。也就是说，你到医生这儿来看病，最不舒服的方面是什么，有什么症状，最想让医生解决的到底是什么问题。因为有些病人会有很多不舒服的表现，作为医生，在一次诊疗过程中，不可能把病人所有的不舒服解决了，要抓住病人的"主要矛盾"，即病人最想解决的那个问题。所以，主诉是非常重要的。如果主诉了解了，医生可以围绕着主诉全面了解病人的情况，给予判断，拟定处方。

另外，医生要考虑，主诉可能的发生、发展情况，其他的症状表现。这实际上就相当于现病史，如针对不舒服的情况，服过药没有，服的是什么药，用药后有什么变化等。

前面我所讲的例子，扁鹊给人治病，他问的是什么呢？平素太子是什么情况。中庶子告诉他，平素身体虚弱，有过晕厥的情况。这实际上就是太子的现病史中的既往史，就是病人以前的生病情况。

在现病史中，实际上还有病人的生活史。如朱丹溪给老人治病的例子，什么是诊病特别关键的呢？病人平素每天吃鲤鱼。这实际上就是病人的生活史，对于主诉的发病非常有影响，也是问诊的重点。

作为病人，就要把自己的这些情况和医生说，医生只有掌握病情，才能进行全面的分析。

二、问一般情况

除了问主诉、现病史之外，就是要问病人的一般情况。去看病的时候，医生都会让你写出姓名、年龄、籍贯、婚姻状况、住在哪里、工作情况及职业等。这实际上都是病人的一般情况。有人会问，我看病需要暴露这么多信息吗？其实中医非常讲究这个。比如说年龄，因为中医认为，不同的年龄阶段，脏腑、气血的变化是不一样的。十多岁的时候，气血、脏腑功能刚刚开始健全；当三四十岁的时候，可能气血特别旺盛；到五六十岁，气血就衰少了；七八十岁时，气血就会大衰。尤其是女性，在四五十岁的时候可能正处于绝经期。所以，问年龄是必须的，因为不同的年龄阶段对于诊断和治疗是有影响的。

至于职业，在《黄帝内经》当中针对肉痿说了这样一段话：**"有渐于湿，以水为事，若有所留，居处相湿，肌肉濡渍，痹而不仁，发为肉痿。"**（《素问·痿论》）"以水为事"，就是工作与水湿打交道比较多，工作环境比较潮湿；"居处相湿"，就是居住环境比较潮湿。所以，湿邪会侵犯身体。由此判断，如果处于这样的工作环境或者居住环境，湿邪就容易伤害身体，导致肉痿，就是痿证的一种。这是通过什么来判断的呢？就是与职业有关系。

有一些地方病，如南方的血吸虫病，与南方的气候环境有密切的关系。所以，医生要了解病人的居住环境、籍贯，可能对诊断疾病有帮助。

三、问现在的症状

问诊另一个最主要的方面，就是问现在的症状，也就是现在都有什么样的不舒服。这是作为诊断、处方的最主要依据。现在的症状是非常多的，涉及面也很广，我选几个主要的谈一谈。

1. 问寒热

问现在的症状首先要问的是什么呢？问寒热。问寒热实际上就是问有没有异常的冷热感觉。有的人怕冷，有的人发热，其实怕冷和发热，就是一种寒热，有的是自觉的，有的是体温的一个表现。

如果说病人只有怕冷的感觉，而没有发热的感觉，就称为"但寒无热"。如果病人只有发热的感觉，或体温有升高，没有怕冷的感觉，称为"但热无寒"。

我先谈谈但寒无热，身体怕冷。其又分为两种情况：一种称为恶寒，也是怕冷的意思；还有一种称为畏寒，畏有怕的意思。这两种情况还是有点区别的。恶寒也就是怕冷，多见于现在所说的外感病。《黄帝内经》当中说，人不怕冷，有温度，靠的是卫气。卫就是卫外，卫气就是卫外的气。卫气有什么作用呢？"所以温分肉，充皮肤，肥腠理，司开合者也"，即卫气有温润皮肤、温煦皮肤的作用。当外邪，如风寒之邪侵犯人体的时候，卫气会到达体表，与外邪相抗争。在抗争过程中，如果卫气占上风，就把邪气驱除于人体之外，人就不生病了；如果不占上风，这个时候就出现外邪与卫气相争执的情况，导致卫气温皮肤的功能减弱，人体就怕冷。风寒之外邪包裹，除了怕冷，一般会伴有身体疼痛、咳嗽、鼻塞、流鼻涕等症状。

恶寒还有一个最大的特点，亦是和畏寒最大的区别，就是盖被子、加衣服、烤烤火，恶寒的情况解决不了。而畏寒就不一样了。畏寒一般见于久病阳虚，阳气不能送达，不能温煦人体，故怕冷。但这种情况可以怎么解决呢？加盖棉被，或者烤烤火，就能缓解一些。这是畏寒与恶寒的区别。

前一段时间我诊治过一个老太太，她说身上的衣服重25斤，怕冷得厉害。实际上这就是久病阳虚，用温阳药就可以改善。

但热不寒是指病人自己感觉发热，有的体温会升高，有的体温不升高。那么这种发热，一般来讲可分为壮热，就是大热；潮热，就像潮水一般，一股一股的；还有微热，即微微发热。

我先说说潮热。潮热又分为几种，在这里只提一种——阴虚潮热。有些人一过午后，也就是一到下午，或者晚上入夜时，就开始出现发热，心里烦，两颧往往比较红，晚上睡觉还会盗汗，有的手心、脚心发热，往往舌红少苔，脉象有点弦细。这就是偏于阴虚的一种潮热。还有一种是感觉热从骨内往外蒸发，是潮热当中比较重的，称为"骨蒸潮热"，往往阴虚证比较多见。

微热往往与气虚有关，一般热势不是特别高，但是持续时间比较长。有的病人会两三个月一直低烧，量体温，可能就是37℃多。

在《黄帝内经》当中有这样一段话："**有所劳倦，形气衰少，谷气不盛，上焦不行，下脘不通，胃气热，热气熏胸中，故内热。**"（《素问·调经论》）这就是说脾气不足，脾气虚，气不上升，水谷也不消化，水谷的精华输布不了全身，积于中焦脾胃。气郁在这儿，水谷亦淤积在这儿，导致发热。其根源是由于脾气不足，是气虚。这个时候，就应该补脾气，使脾气往上升提，让水谷之精微布散出去，就能解决这个问题。

所以，中医有时候说，甘温除大热。甘就是补气的药物，本来病人有热，而用甘温之药治疗。这也是中医的一个特殊的治法。

刚才我说了寒和热单独出现，二者皆可出现的情况有没有呢？当然有。这就是恶寒发热，或发热恶寒，两者同时并见，即这个人怕冷，体温又高，身体又热，往往见于外感病证。

另外，还有些人是有的时候怕冷，有的时候发热，怕冷的时候不发热，发热的时候不怕冷。这种情况称为"往来寒热"。一般来讲，往来寒热多见于疟疾。

2. 问汗

汗，是人体津液的组成部分。怎么就形成汗了呢？《黄帝内经》说"阳加于阴谓之汗"，也就说人体的津液依靠气化蒸腾作用出于肌表，就形成了汗。一般来讲，汗有生理性的，也有病理性的。

生理性的汗，《黄帝内经》说："**天暑衣厚则腠理开，故汗出。**"（《灵枢·五癃津液别》）大家有这种经验，衣服穿多了，天热时可能出汗就多；天冷时，衣服穿得少，就不出汗，而小便就多了。这种汗就是正常的、生理性的。我们在日常生活当中，干活累了，或者运动比较疲劳，或者情绪比较激动时，可能出一些汗，实际上都是一种正常的生理现象。

如果汗出过多，那可能就有异常。根据时间和出汗的程度，有一种情况称自汗，就是白天别人没怎么出汗，他却出汗，稍微一动就出汗。这种情况往往属于气虚则汗出。还有一种情况，是白天不怎么出汗，晚上出汗，晚上睡着了以后，汗就出来了，睡醒以后，感觉全身汗淋淋的。这种情况称为盗汗。盗汗往往见于阴气不足的人，阴虚火旺上炎，使得汗出。因为夜晚阴主事，阳入于阴，导致阴更虚，火更旺，故晚上出汗。

前一段时间有一个病人，既有自汗又有盗汗。病人是一个四十多岁的女性，进入诊室以后就不停地擦汗。她的主诉很明确，就是爱出汗。别人不出汗，她却出汗。她还有一个特点，每次出汗之前出现心中烦躁、潮热性质的忽然一下的发热，然后汗就出来了，一动则汗出不断。这就是我刚才所说的自汗。不仅如此，病人晚上也出汗，睡着了以后大汗淋漓，每天早晨醒来，睡衣、床单都湿了。

我前面谈到，自汗偏于气虚，晚上盗汗偏于阴虚，而病人处于四五十岁的年纪，偏于气血不协调，阴阳不协调。所以，用调节阴阳、调节气血的药物治疗，如黄芪、当归、桂枝、白芍、浮小麦、煅龙骨、煅牡蛎等。慢慢地，病人就好了。

还有一类汗出异常与部位有关系。有些人是脖子以上或头出汗，别处不出汗；有的人是半身出汗，如右半身出汗，左半身却不出汗；还有的人是下半身出汗。这是出汗的部位不一样。这种情况，《黄帝内经》称为"汗出偏沮"。"沮"，就是阻止的意思，也就是说，卫气周游全身，如果有出汗的情况应该全身出汗。但有些人应该出汗却没有出汗，一般来讲就是气血被阻滞，或者是有痰湿、外邪阻滞，导致不出汗。这个时候就要祛邪，即祛除痰湿或祛除瘀血。

3. 问周身

问汗以后，还要问问病人的周身情况，身上有没有疼痛，有没有不适的感觉，如是否耳聋、耳鸣、胸闷、气短、肚子胀、全身乏力等。这就是问周身。

我在这里只谈一点，就是疼痛，即病人以疼痛作为主诉。其实疼痛的范围很广，如头痛、胃痛、肚子痛，还有腿脚痛、关节痛，全身可能有疼痛。

其实，疼痛的机理无外乎几种：有的偏于胀痛，如胃脘又胀又痛、头又胀又痛，往往是气机不运行所致。有的疼痛像针扎似的，也称为刺痛，往往是血不运行而血瘀所致，故疼痛的部位是比较固定的。有的疼痛是又疼又沉又重，病人描述这种感觉时说，头像被带子裹住似的，而且还特别痛；或是腿沉，迈不动，抬不起来，又沉又痛，往往是湿邪阻滞所致。另外还有一种疼痛，就是隐隐作痛，疼得不是特别厉害，能忍受，但是长期不断，绵绵作痛，往往属于虚痛，是气血不能濡养所致。

关于疼痛，在《黄帝内经》当中有专篇论述，《素问·举痛论》把临床上 14 种疼痛基本提及了。

另外，我再谈谈头痛。头痛在临床上很常见，根据疼痛的不同部位，也可以按经络分类。前额眉棱骨痛，称为阳明头痛；头两侧疼痛，因为为少阳经所过之处，故称少阳疼痛；后脑勺及脖颈痛，一般称为太阳头痛；头顶疼痛，一般称为厥阴头痛。

4. 问二便

问周身以后，还要问二便。有些人可能不太理解，中医为什么问大便呢？实际上，通过了解大便的形状、颜色、气味、排便时间，可以分析病情。

我在这里只谈大便异常。其实大便异常，有一种情况是泄泻，还有一种情况就是便秘。泄泻就是大便不成形，有的甚至如水样，而且排便间隔时间比较短，有的人一天拉好几次；而几天不大便，可能就是便秘了。

排便异常还有一种情况，就是一天去几次厕所，但是每次排便都不太多，而且比较黏，也比较稀，还粘马桶，不容易冲洗。这种排不干净、排便不爽，是一种感觉，往往是湿阻大肠所致。这个时候就应该祛湿，从这个角度去考虑。

5. 问饮食

问饮食，主要是问吃得如何、口渴不渴，如食欲好不好、食欲减退没有。食欲减退说明脾胃虚弱，不受谷食。还有一种是食欲亢奋，主要是因胃火比较旺，也称消谷善饥。有一种是想吃，但饥不受食，吃进去不舒服，实际上也与胃阴不足有密切关系。

另外，在饮食方面，还会有偏食。虽然现在生活水平提高了，偏食的情况在城市中比较少见，但是在偏远山区有的还可以见到。而有些小孩，可以爱吃生米、泥土、煤渣、纸张等，往往说明小孩有食积或者体内有虫子。这个时候就要给予注意，必要时进行治疗。

以上这些情况，都是通过问诊知晓的。另外，问诊时还要注意对不同年龄阶段的人，如妇女要问经带胎产的问题，小孩可能要问一问是不是剖腹产、是足月还是早产及疫苗接种情况等。这些情况都要问一问，不要漏掉。

问诊是非常重要的，因此，当你去看中医的时候，不要隐瞒病情，不要认为中医依靠脉诊就行，其他的不用多说，这是不对的。要将既往史、现病史、生活史等如实地向医生说明，以免因隐瞒而影响医生的判断，就会出现失误。

指尖的中医艺术

"切脉而知之谓之巧"。切诊是运用手和指端的触觉进行诊断的方法，其包含两个方面的内容：一个是脉诊，另外一个是按诊。

扫描观看提要

一提到切诊，许多人就会想到脉诊。实际上切诊包含两个方面的内容：一个是脉诊，另外一个是按诊。我先谈谈切脉，也就是所谓的脉诊。

一、什么是脉诊

关于脉诊，民间有一个传说，即"悬丝诊脉"。在唐朝贞观年间，唐太宗李世民的长孙皇后患了一种疾病，其怀孕已满十个月，但就是没有分娩的迹象，情况比较危急。太医多方诊治无效，唐太宗只得派徐懋功去请孙思邈诊治。当时讲究男女授受不亲，孙思邈就用一根红线，一边系在病人的手腕脉搏处；另一边放在自己的指下，通过这样的方法诊断皇后的病情。最后，孙思邈根据脉象给予治疗，使长孙皇后转危为安。

我们不去讨论故事的真实性，但从这个故事当中，可以判断中医看病是比较重视脉象的。切脉，可以反映很多疾病的征象，并且用于诊断。

二、脉诊的重要性

对于脉诊，大家可能有不同的看法。有些人认为，中医脉诊很神奇，医生的手指一搭，你生了什么病、哪里不舒服、怎么生的病，就了然于心了。这种医生的水平特别高。还一种看法，认为诊脉没什么新鲜的，与西医所说的心率是一样的，脉诊就是走个形式，实际上看不出什么来。这两种看法都是片面的。

《黄帝内经》是非常重视脉诊的，提出"气口独为五脏主"，还提出"权衡以平，气口成寸，以决死生"。"气口"实际上指的是脉口，就是我们常说的寸口，也是手太阴肺经经过的地方。

肺朝百脉，全身百脉的气血都归于肺，肺再把它们布散到全身各个脏腑。所以，通过诊断肺经所过之处，就可以判断全身脏腑气血的分布情况。而脾属土，肺属金，土生金，脾把消化后的水谷精微上输于肺，肺则"上焦开发，宣五谷味"，把水谷精微布散到全身。所以，《黄帝内经》提出"气口亦太阴也"。太阴是指脾。也就是说，寸口又可以反映脾胃的消化水谷产生营养的情况。由此看来，寸口对于各个脏腑的功能活动情况、气血分布情况，可以很好地反映出来，所以，脉诊就有了实际价值。

那么，脉诊还有什么作用呢？在《黄帝内经》当中有这样一句话："**凡人之惊恐恚劳动静，皆为变也。**"（《素问·经脉别论》）人的情绪变化、运动状态变化，都可以反映在脉象上，换句话说，就是脉象可以反映脏腑气血和脏腑功能的情况。

我简单地举一个例子。现在有一种仪器叫测谎仪，在刑事侦查中也有应用。测谎仪实际上就是测心率、脉搏、呼吸。因为人在说谎的时候，通过训练可能使语言、语调，还有面部表情、肢体动作没有什么变化，但是心率、脉搏的跳动、呼吸的变化就控制不了。也就是说，心脏搏动的强弱人体控制不了。因此，通过心率的变化、心脏搏血强度的变化、呼吸的变化，就可以测试人是不是说谎。其实，切脉与此类似。通过切脉，可以感知体内脏腑功能的状态，气血运行的情况，包括阴、阳、寒、热等的变化。

我在门诊也经常遇到这样的病人，因为是从外地而来，就对我说能不能给他开张方子一直用。有的病人询问，能不能几个月以后再来改方子。还有病人，想通过在北京的朋友过来说说病情，让我改方子。实际上，人的病情根据天时、地域及身体情况会发生变化。病情也有一个变化规律，是动态的变化过程。因此，我也告诉病人，由于有这种变化，我需要根据这种变化去处方、用药。如果我不切病人的脉，怎么能知道病情的变化呢？因此，我希望病人能一周或两周再来一次，让我再次诊察脉象的变化，进行处方用药的加减。

中医重视脉诊还有另一个原因，就是病人的症状表现，有的时候可能是一种假象。比如本来病人有发热的情况，其实本质上是一种寒证；或者病人特别怕冷，其实是一种热证。中医强调"脉症相应"，也就是说在一般情况下，脉象和症状表现是一致的，但是有的时候也不相应，说明可能是假象。对于这一点，中医特别强调，要通过脉诊来判别是真是假。

在《续名医类案》中有这样一则医案，有一个人年仅四旬，发潮热，还有口干、喜喝冷饮的表现。口干、喜冷饮，又有潮热，一般来讲是热证的表现。医生一看是热证，就用凉性药治疗，结果没有什么效果。四五天以后，病人的病情出现了更加严重的变化，身体沉重，不能动，而且四肢僵直、耳聋、谵言妄语，眼睛睁着，却说不出话来，后来不省人事。家人就找了一位比较有名的陈医生进行治疗。这位陈医生就发现，虽然病人有一派热象的症状表现，但一切脉，则六脉浮大无力，从脉象来看本质是气血亏损。由于气血亏，浮阳外越，故外在表象呈现出一种热象。于是，他的用药是根据气血亏损的情况，用十全大补汤给予治疗。十全大补汤既有补气药、补血药，又有健脾药，也就是用补的药物进行治疗。

这个病人的外在表现是热象，但通过脉象来看，是气血虚所致，要从补虚的角度进行治疗。这就是脉症不相符的实际临床案例。

三、如何诊察脉象

既然脉诊这么重要，我们应该怎么诊脉呢？下面我就来讲一讲诊脉的方法。

脉象的辨识，实际上主要依靠医生手指的感觉。脉象的种类是比较多的，《黄帝内经》中记载的脉象就有数十种之多。虽然现在的中医教材当中列为28种脉象，但归纳起来，实际上脉象主要是脉位、脉数、脉形、脉势这几种情况的综合。

1. 脉象中脉位的诊察

说到诊脉，大家都知道，现代用的是寸口诊脉法。寸口就是手腕腕横纹的后边，也就是桡骨头内侧桡动脉的位置，就是诊脉的地方。

实际上，《黄帝内经》记载诊病的脉位有多处。有一种说法是全身哪个部位有病，可反映在动脉搏动的地方，就可以用来诊断跟其相关脏腑的病变。比如，手少阴肾经有一个脉位在脚上，即在内踝与跟腱之间有一个穴位，叫作太溪穴，通过它就可以诊断少阴肾的病变。还有颈动脉，常被称作人迎脉，属于足阳明胃经，可以用来诊断阳明胃的病变。中医把这种诊脉方法叫作"全身遍诊法"。

还有人迎与寸口相对比进行诊病，也就是人迎寸口对比法。

另外还有"三部九候法"。《黄帝内经》设有专篇，即《素问·三部九候论》。不过，其所载的三部九候与现代临床上所说的三部九候不太一样。《黄帝内经》中的三部九候是把人体从上到下分成上部、中部、下部三部，上部是指头，中部是指手，下部是指腿脚。而这三部，每部又分为天、地、人三候。比如上部，额角处，也就是太阳穴，就是上部之天；耳前动脉，就是上部之人；上部之地是两颊。这样，上部有天地人，中部手也有天地人，下部还有天地人，故称为三部九候。这在当时是非常盛行的。

《黄帝内经》中还有一种诊脉方法，就是我前面所提的，"气口独为五脏主"的寸口诊脉法。

《黄帝内经》之后的《难经》又提出另外一种三部九候诊脉法，也就是把寸口分成寸、关、尺三部；九候就是在三部的浮、中、沉三种取脉法，形成了三部九候。

现在我重点讲讲寸口诊脉。怎样进行寸口诊脉呢？一般来讲用中指定关。关就是桡骨茎突的前沿，关上与腕横纹之间称为寸，关后就称为尺。这就是寸、关、尺。

那么，寸、关、尺三部与人体的脏腑有什么关联呢？古人是这样认识的。左手的寸部与心相配属，左手的关与肝相配属，左手的尺与肾相配属。而右手的寸就与肺相配属，右手的关与脾胃相配属，右手的尺与命门相配属。这也就是脉位。

那么，除了定寸、关、尺以外，诊脉的时候，脉的位置也有区别，也就是有手指用力程度的区别。轻用力，接触到皮肤轻轻按压，称为举，亦称浮取；再用点力量，手指指力到达肌肉，就是寻，称为中取；再用力，摸到筋骨了，就叫沉取，也称按。这就是举、按、寻，也就是浮取、中取、沉取，合起来称为三部九候。如果脉象比较浮，浮取就能摸到，往往病主在表；如果脉象不浮，沉取深按才能够摸到，那就属于沉脉，主里病。

2.脉象中脉数的诊察

脉数，就是脉搏跳动的频率和节律。古人认为，人的脉搏跳动是有一定的规律的。《黄帝内经》提出：**"人一呼脉再动，一吸脉亦再动，呼吸定息脉五动，闰以太息，命曰平人。"**（《素问·平人气象论》）一呼一吸称一息。一息脉搏跳动基本上是 4 次，偶尔是 5 次。那么正常人，每分钟有多少息呢？一般来讲，每分钟是 16 到 18 息。因此，古人就认为，每分钟脉搏应该跳动 70 到 80 次，是属于正常的。如果一息少于 4 次，称迟脉。如果一息多于 5 次，称数脉。迟脉就主阴，偏于寒；数脉主阳，偏于热。

3. 脉象中脉形的诊察

脉形是指脉搏宽度、大小、硬度、软硬的形态，主要是与脉管的充盈度、脉搏搏动的幅度有关。比如说，脉管比较充盈，脉体比较宽大，脉搏波动幅度比较大，称洪脉。脉的充盈度比较小，脉细如线，脉搏波动的幅度也比较小，则属于细脉。有一种脉象脉形端直以长，就像按在琴弦上，称弦脉，从脉形上可以判断。洪脉主气血较盛；细脉主气血不足；弦脉一般来讲与肝相关，主气郁、气滞、肝火上炎、肝阳上亢等。

4. 脉象中脉势的诊察

脉势的势，就是趋势，也就是说，脉势是指脉搏应指的强弱。而正常脉象应该是应指和缓、力度适中的。如果脉应指特别有力，就偏实脉；软弱无力，则可能是弱脉，是一种虚脉。实脉说明有瘀血、积滞、痰饮等；而虚脉主气血不足。

当然，虽然脉象可分为四个要素，即脉位、脉势、脉形、脉数，但是真正切脉的时候，这几个因素是结合在一起的。比如说弱脉，一般来讲是沉细无力而软，从脉位上来讲属于沉，从脉形上来讲属于细，从脉势上来讲属于软弱无力。而芤脉，如同我前面所说的病例，病人六脉浮大，浮大而无力，实际上相当于芤脉。大家都吃过葱，按葱管时，中间是空的，芤脉亦如此。其应指浮大，但重按两边有脉搏，中间是虚的。也就是说，芤脉的脉位是偏浮的，脉形是偏大的，但脉势是软弱中空的。

其实就脉位来讲，还有一些特殊的脉。电视剧《老中医》当中有一个情节：有一位女子结婚一段时间一直没有怀孕，就去医馆看病。几位大夫给她看病摸不着她的脉，就是找不到寸口脉。后来，剧中的主角找到了，在病人的手背。有些人就问我，这是不是杜撰的故事。确实不是。我在门诊上也遇到过这种病人。正常的脉象是在桡骨茎突的前沿，而有些人的脉是从尺脉斜出向虎口方向，就是斜飞脉。还有一种是桡动脉在手背上，称为反关脉。这两种脉位实际上不属于病理情况，是正常的生理状态，只是脉位有所不同而已。

四、小儿脉诊的特殊性

前面谈到的都是成人的脉象，小孩的脉象与成人不一样。小孩的脉比较短，三根手指根本放不下，那怎么办呢？有些医生就用一根拇指诊脉，就是"一指定关法"。这是可以的。

一般来讲，3岁之内的小孩，往往不诊脉，就用望指的方法。望指一般来讲是望小孩的食指，将食指分三关，就是所谓的风关、气关、命关。医生用食指和拇指捏住小孩的食指，然后用另一手的拇指从小儿食指尖向里推，轻轻地推按，推按几次以后，观察食指外表的浮络，根据络脉的情况诊断疾病。要看络脉的颜色，是红色还是紫色，是偏于浮在外还是偏于里。偏于浮在外属于表病，相当于浮脉；偏于里，属于里病，相当于沉脉。如果偏于鲜红色，一般来讲偏于热证；如果偏于紫红色，就可能偏于里，偏于热证；如果络脉颜色比较浅，就偏于虚寒证，或脾胃虚弱。

另外，诊小儿脉要看看络脉往哪儿走。如果在风关附近，可能病偏轻；如果到气关，那病情就偏重一点；如果到命关，就说明病情比较危重。所以，对于小儿，中医是有一套方法的，就是望小孩的指纹。

五、脉象主病的不同

各种脉象主什么病呢？实际上大部分我都谈到了。比如偏于实脉、偏于洪脉的，可能主热证，主邪实；属于细脉的，那就偏于正气弱，气血不足；脉跳得比较快，那就属于热象；如果是迟脉，那就偏于阳虚，就是一种寒象了。

那么，虚实的情况具体对应哪个脏腑呢？这就要根据寸、关、尺与脏腑的相配属来确定。所以，有时候你可能听到医生说"寸尺不足，关脉独亢"。关脉是指肝或者脾胃，就是说与中焦有密切联系，据此可以诊断肝克脾土，或者是中焦有痰瘀。再比如寸脉不足，就是寸脉弱，左寸代表心，是心气不足，心气、心血不足，不能养心神，会导致心神不安，睡眠比较差。这些症状可以从脉象中推测出来。

因此我们说，脉象主病，要脉象和脉位相结合去考虑。例如举，也就是浮取的时候，脉象比较旺盛，就是浮脉，一般来讲多主表证。如果沉取才能摸到，那么就主里证。

六、脉象与四时相合

在《黄帝内经》当中，还提出脉象要与四时相结合。古人认为，人生活在自然界当中，受自然界的影响，故四时的变化对于脉象是有影响的。因此，《黄帝内经》提出："**四变之动，脉与之上下，以春应中规，夏应中矩，秋应中衡，冬应中权。**"（《素问·脉要精微论》）权、衡、规、矩代表什么呢？规，是指圆规，也就是脉象圆活而动，比较圆滑。矩，是方正之气，代表脉比较旺盛，方盛而大。衡，是秤杆，就是脉比较平衡，亦称毛脉，不是特别浮，也不是特别沉。还有权，就是秤锤，就是沉，脉象是一种沉脉。由于四时的变化，春天阳气升，夏天阳气盛大，秋天阳气收，冬天阳气内藏，随着这种变化，人的气血波动也有一个变化，在脉象上也是有所反映的。所以，《黄帝内经》当中也说，春天的脉偏于弦象，夏天的脉偏于钩象，秋天的脉偏于毛象，冬天的脉就偏于石象。我们要掌握脉象中四时的规律。

七、脉有胃气的重要性

《黄帝内经》提出，诊脉一定要注意，脉要有胃气。什么是脉有胃气呢？"谷气来也徐而和"。这是《灵枢·终始》中的一句话。"谷气来也"，就是有胃气，有胃气来，脉象表现是徐而和的。可以这样理解，这是不浮不沉、不快也不慢、节律一致、从容和缓之脉象，就是有胃气的脉象。经过后世进一步发挥，脉象不仅有胃气，还要有神，就是柔和而有力，而且还要有根。根指的是尺脉有力不虚。

我曾经读到一个病案，有一个老年人，因为饮食的问题导致肠燥便秘，多日大便未行，到最后发展成热厥，卧床不起。厥就是四肢冷，卧床不起，也就是说，基本上属于病入膏肓，临近死期了。家人请了很多中医诊治，都认为时日无多。后来家人请了一位医生试一试。这位医生切脉以后说：病人虽然病情危重，但是切脉以后发觉脉有胃气，故有可生之理。而其他医生不敢治，其原因是顾忌病人年事已高，不敢下猛药。这位医生用了大承气汤，是泻下之方，给病人喂药后过了一段时间，就泄下秽浊之物，然后病人慢慢地醒了过来，发热也慢慢地退了，手脚冰冷的症状也慢慢好转。后来家人又给病人喂了一些粥，渐渐就恢复了过来。

所以我们讲，脉有没有胃气是非常重要的，《黄帝内经》也特别注重这个问题，一直在强调人有胃气则生，无胃气则死。《黄帝内经》当中实际上也列举了很多死证，很多是没有胃气导致的死亡，说明古人非常重视胃气的情况。

八、脉诊的注意事项

诊脉的一些注意事项，在《黄帝内经》当中也特别谈及。诊脉不是什么时候都能进行，《素问·脉要精微论》当中就提出："**诊法常以平旦，阴气未动，阳气未散，饮食未进，经脉未盛，络脉调匀，气血未乱，故乃可诊有过之脉**。"诊脉的时间应该强调不是活动之后，应该是清晨，因为这个时候阴气、阳气还没被扰动，人也没有吃东西，人体的气血处于一种平静状态，这个时候诊脉，脉象才能反映病人的真实状况。所以，现在有些人刚吃完饭、喝完酒，就让医生诊脉，是不合适的。现在虽然不讲究诊法常在平旦（平旦就是清晨），但强调诊脉的时候，环境要安静，病人的心情要安定，也不要在剧烈的运动之后。

另外，《黄帝内经》也提出，在诊脉的时候，病人和医生都应该心境平和，精神专注，呼吸均匀，这样才能保证脉象的准确性。

九、如何进行按诊

按诊就是医生用手直接触摸或按压病人的某些部位，来了解局部的冷热、润燥、软硬的情况，如有没有压痛、有没有肿块等，从而判断疾病的性质、病情的轻重的一种诊断方法。

比如按四肢，就可以知道病人有没有水肿。在病人的胫骨前按一按，看看有没有凹陷，如果按下去凹陷不起，说明病人有水肿。肚子痛、胃痛，可以通过揉按判断喜按不喜按，如果喜按，那就偏于虚证；

如果拒按，按时疼痛加重，那就偏于实证，如有瘀血、肿块等。

另外，按诊还有按尺肤。所谓尺肤，就是肘横纹到腕横纹这一段，因为一尺多长，古人称尺肤。实际上，尺肤在《黄帝内经》当中与脏腑也有分区配属。按尺肤，感知其缓急、滑涩、润燥的情况，如果尺肤不太光滑，而且像鱼鳞，有的还掉皮屑，那就是精血不足，气血不足。

以上，我将中医的切诊进行了简单的介绍，希望大家对其有一个了解，因为有的人认为中医切诊，或者是说脉诊太神秘了，实际上也没有太多神秘之处，大家了解其基本情况就可以了。实际上，诊断疾病还要进行专业的学习，这就不像我所讲得这么简单了。学的知识要非常广博，还要进行实操。所以，如果身体真的出现什么病变，还是要找医生，不要自己诊断。我的初衷是，希望大家能更好地了解中医，可以知其所以然，了解自己的身体并进行锻炼。

诊病也需看
"运气"

《黄帝内经》提到的五运六气，简称"运气"，历代医家非常重视。不懂"运气"，不能成为好大夫，这一说法并不夸张。那么，什么是"运气"？对中医诊病有什么作用呢？

扫描观看提要

在日常生活中我们经常听到"运气"这个词，如有的人中了彩票，我们会说"运气真好"；有的人遇到倒霉事儿，我们会说，"运气真差"。其实，中医也讲"运气"。《黄帝内经》当中的"五运六气"，就简称为"运气"。但是，《黄帝内经》中的"运气"，与老百姓所说的"运气"千差万别，指的是自然界万物运动变化的规律，是由气候的变化所表现出来的。

20世纪50年代，石家庄爆发了流行性乙型脑炎（简称乙脑）。疫情发生以后，石家庄市卫生局（现石家庄市卫生健康委员会）高度重视，紧急召集大量从事中医、西医临床工作的医生指导疫情防控，但是治疗效果不佳。后来，中医发挥了不可替代的作用。中医没有乙脑这个病名，中医文献中更没有关于乙脑的相关记载，于是大家根据病人的临床表现，选用张仲景创立的著名的白虎汤、白虎加人参汤加减治疗，两个方剂都是以清热、解暑、养阴为主。从1955年7月4日到8月22日，石家庄市传染病医院采用这种治法，治疗了20位乙脑病人，其中有9例急重型、8例重型和轻型的病人被治愈，治愈率很高。当时，这一经验也传遍全国，被称为"石家庄经验"。

1956年，乙脑又在北京流行。于是有人就按照石家庄的治疗方案在北京的病例中加以运用，但疗效不是很好。刚开始，中西医结合治疗还有些效果，进入8月以后，治疗效果越来越差。为什么1955年的石家庄经验用到 1956 年同样的疫情当中却没有效果呢？于是当时的卫生部（现为国家卫生健康委员会）召集北京市卫生局（现为北京市卫生健康委员会），还有中国中医研究院（现为中国中医科学院）的专家进行探讨。大家在探讨的过程中发现，1956 年发生的北京的疫情表现出湿邪为患，而石家庄的疫情没有湿邪病因，而是偏于热。石家庄的乙脑病人表现为高热、口渴、喜饮，舌苔比较黄，脉比较洪大。而北京的乙脑病人也表现为高热，但是出汗不明显，虽然有口渴的症状，但并不太想喝水，口渴不欲饮，病人有的是白腻苔，有的是黄腻苔，脉象沉、弦、数居多，有的病人还有腹泻症状。最后，大家一致认为，1955 年石家庄的疫情与 1956 年爆发的北京的疫情，其邪气性质有差异，北京的疫情有湿邪为患。虽然 1955 年、1956 年两年都发生了乙脑疫情，但治疗方案却不一样，究其原因，就与这两年的五运六气不太相同有关。

一、中医的"运气"

五运六气中的"五运"与"六气"是两个方面的内容。《黄帝内经》认为，五运是木、火、土、金、水五行之气，在天地阴阳当中的运行变化。一年气候变化，寒来暑往、秋去冬至，循环不已，一年被分成五个季节。五季与五行相配，春天属木；夏天天气炎热，属火；长夏雨水比较多，属土；秋天比较干燥，属金；冬天寒冷，属水。五季的运行变化，古人称为"五运"。另外一方面，"运"又指一年的气候以哪一行为主，也就是今年是什么年，故有了木运年、土运年、水运年等之说。运，又称为"岁运"，或称为"大运"，反映全年的气候特点。

五运六气中的"六气"指的是风、寒、暑、湿、燥、火自然界的六种气候变化。谈到六气的影响，一方面是六气对大地的影响，与五季实际上也是相匹配的，每个气各主 61 天，这是六气的一个部分。另外，一年当中风、寒、暑、湿、燥、火哪种气候属性更强，年年也是有不同的变化。是偏热、偏燥，还是偏寒，这种气候的属性与客气也有关系。所以，客气又是六气另外一个部分。客气也分上半年的气候和下半年的气候。司天之气就是主上半年的气候，在泉之气就是指下半年的气候。司天之气和在泉之气二者都属于三阴三阳的内容。司天之气和在泉之气是相对应的，上半年的司天之气是三阳之气，那么下半年的在泉之气就是三阴之气。这就是"六气"。

一年当中气候变化也需要把五运和六气结合起来，进行分析、推演。古人非常重视五运六气，医者必须要懂五运六气，《黄帝内经》就有"不知年之所加，气之盛衰，虚实之所起，不可以为工矣"的记载。"不知年之所加"是指运气，实际上也是"主客加临"。有主运还有客运，有主气也有客气，把它们相互结合在一起进行分析，称"主客加临"。主客加临是运气的一个术语，说明古人对运气是非常重视的，认为不懂五运六气，不能成为好医生。这就是运气的价值所在。

五运六气实际上是古人通过长期的观察总结出来的。根据气象学的研究显示，气象的变化存在着周期性的波动。著名气象学家竺可桢的巨著《物候学》当中记载，英国有一个马加莱家族，祖孙五代对物候进行长达 190 年的观察，然后进行总结，发现了物候的变化具有周期性，周期时间是 12.2 年，也就是每 12.2 年物候变化就有一次循环往复。《黄帝内经》用天干和地支来分析五运六气，而且地支正好也是 12 个。一年一个地支，每 12 年就有一个小的周期变化。这与英国马加莱家族所观察的现象是吻合的。

曾经有人结合河南省郑州市 1951 年到 1980 年的气象资料、气象数据分析近 30 年气象的变化，主要从气温、风速、降雨量三个角度进行分析。气温代表寒热程度，风速代表风力大小，降雨量代表燥湿的情况。通过分析发现，郑州市三个气象要素的均值与《黄帝内经》按照五运六气推演的变化基本上吻合，而且有些数据吻合度相当高。这也说明五运六气确实是有实用价值的。

五运六气谈论的是气象的变化，根据气象的变化研究对人体的影响，进而诊断疾病，指导治疗，指导养生。这是《黄帝内经》中的五运六气的内容。

自然界对体的影响很深刻。例如，昼夜的变化对人体的影响，我们确实能够明确感受到，如白天活动、想问题，晚上入睡休息，有规律地进行学习和生活。一年四季有春、夏、秋、冬变换更替，我们也会按照春、夏、秋、冬的变化调节生活。例如，冬天非常寒冷，很少有人穿短裤、背心出门；夏天特别热，也不会有人穿羽绒服。这是人体按照自然界规律进行衣物增减，调节生活方式。古人发现，昼夜在每天都进行周期性变化，四季也是在每年都有春、夏、秋、冬的变化，但每年不是完全重复，有的年份可能偏热一点，有的年份可能偏凉一点，有的年份可能干燥一点，有的年份就偏湿，雨水就会多一点。那么，每年相比较，气候会有些许的变化和差异。古人就提出 60 年是一个周期忭变化，实际上也是古人经过长期观察总结出来的。

二、"运气"的推算

1. 运的推算

《黄帝内经》认为气候变化以 60 年为一个周期，60 年当中，年年又有不同。相传，黄帝命史官大挠做甲子，用甲子纪年、纪时、纪月，甚至纪事。甲是天干，天干有 10 个，甲、乙、丙、丁、戊、己、庚、辛、壬、癸。子是地支，有 12 个，子、丑、寅、卯、辰、巳、午、未、申、酉、戌、亥。10 个天干与 12 个地支依次相配。10 和 12 的最小公倍数是 60。两者依次相配，到 60 次以后又重复相配。所以，一个甲子为 60 年，也称"六十甲子"。甲子纪年是根据五运六气进行测算的。五运六气的推算主要是以甲子作为基础。甲子纪年一直沿用至今，已有 40 个周期。史料上也明确记载，使用甲子纪年从西周共和五年（公元前 837 年）开始。日历或月历都有甲子纪年的记录，如 2017 年 7 月 7 日，是丁酉年丁未月乙未日；2019 年 9 月 1 日，是己亥年壬申月辛丑日。

岁运，代表这一年的气象特征，也就是五运六气的总体特征，可以用天干进行判断。《黄帝内经》用五运六气预测气候的变化，用甲子同样也能进行预测。《黄帝内经》提出："**土主甲己，金主乙庚，水主丙辛，木主丁壬，火主戊癸。**"（《素问·五运行大论》）凡是属于甲年和己年的，就是天干属于甲或属于己，这一年的岁运是土运，属于乙庚年的是金运，属于丙辛年的是水运；属于丁壬年的属于木，属于戊癸年的属于火。如果想知道今年是什么年，就需要看一下月历。今年是甲子纪年，天干到底是什么？今年如果属于丙年，那么就属于水运。古人又有记载，水运又分阳干、阴干，属阳干的是太过，属阴干的是不及。虽然这一年是水运统治，水运是太过还是不及，需要根据阳干和阴干进一步推算。

2. 气的推算

从气的角度进行推算，六气有风、寒、暑、湿、燥、火，各主 61 天。五季也是一样，春、夏、长夏、秋、冬，与六气是相配合的。在五运六气当中，古人更加重视客气。年年气候有差异，气候是风、寒、暑、湿、燥、火与客气有关，上半年为主的客气称为司天之气，下半年为主的客气称为在泉之气。《黄帝内经》提出："**子午之岁，上见少阴；丑未之岁，上见太阴。**"（《素问·天元纪大论》）少阴、太阴指的是上半年的司天之气，有了司天之气，根据三阴、三阳的对应关系，下半年的在泉之气就可以推测出来，上半年、下半年主的气候，也可以推测出来。

当然，五运六气的这种推算过程是很复杂的，我们不仅要考虑到运的变化，还要考虑到气的变化，尤其是要把运和气结合起来。还有太过和不及的问题，需要把它们结合起来再进行推算。不仅如此，五运六气可以推算一年的整体变化，还可以推测各个阶段的变化、一年五季的变化、气候异常的变化，或者以哪个属性为主。这就是《黄帝内经》所说的"年之所加"。了解了这些知识，就可以指导养生、治病、防病。

前面我提到，1955 年治疗乙脑用的是清热、解暑、养阴的方法，而这种方法到 1956 年的时候就不太适用了，效果不太好。实际上，1955 年的气象资料显示，当时久晴无雨，气候比较炎热，偏于暑热。而到了 1956 年，情况就有所改变了，雨水比较大，气温偏低一点，偏于湿。所以，1956 年乙脑的临床特点、临床诊断与治疗，就与 1955 年有很大的区别。1956 年的乙脑病人与 1955 年的乙脑病人在临床表现上也有区别，一个是高热、有汗、口渴，想喝水，另一个是高热、无汗，虽然口渴，但是不想喝水；一个是舌苔偏黄，另一个是舌苔偏腻；一种脉象是浮、滑、洪大，另外一种是沉、弦、略数。两者实际上不太一样。换句话说，一个是暑偏热，一个是暑偏湿。所以，有些医家就说，二者是因运气不太一样造成不同的临床表现。1955 年是乙未之年，乙属于金运，但是属金运不及。金运不及，火来克制，所以火胜，属于火旺盛之年。而 1956 年是丙申之年，丙年属于水运太过之年，所以雨水偏大，气候偏冷。有人统计过这方面的资料，1956年降雨量偏多，尤其8月份的降雨量是近9年的最高峰，而且气温比较低，平均全年气温10.5℃，也是9年来的最低值。所以，1956年就出现了偏湿的现象。基于以上原因，当时的名老中医蒲辅周先生就提出宣解湿热和芳香开窍的方法治疗1956年的乙脑病人，与石家庄的乙脑病人的治法完全不一样，选用藿香、佩兰、郁金、黄连、香薷、荷叶等药物。这与"运气"推算存在着很大关系。

三、"运气"的应用

1. 预测气候的变化

五运六气是基于对自然环境气候长期观察、总结而形成的，通过对运气的预测可以预测气候的变化。以风气为例，《黄帝内经》载"岁木太过，风气流行"，在运气当中，属于木气太过的年份，可能风气也比较盛。以天干为例，属于木的天干是壬和丁，而这两个天干当中又有太过和不及之分，其中属于壬的是木气太过，这是太过年份。因此，60年当中，带有壬的年份，包括壬申年、壬午年、壬辰年、壬寅年、壬子年、壬戌年，都可能出现风气偏盛的情况。这就是一种预测的方法。除此之外，在《黄帝内经》中还讲到"岁土不及，风乃大行"，即木克土，土不及，木气盛行。所以，土不及之年也是风气太过之年。甲己化土，逢甲年和己年，都属于土年。其中，甲为太过，己为不及。所以，60年当中凡是遇到己年的，都属于土运不及。土运不及，风可能大行。因此，60年当中，包括己丑、己卯、己巳、己未、己酉、己亥，都属于土运不及，风气可能流行之年。这是另外一种预测方法。1955年是乙未年，属于金运不及之年，金运不及，火来克制。所以，1955年属于火气流行之年。我们除了通过天干预测风气流行，还可以通过十二地支预测风气流行。十二地支当中属于风的，厥阴风木是在司天还是在在泉，司天就是主上半年的气候，在泉就是主下半年的气候。《黄帝内经》中也提到"厥阴司天，风气下临""厥阴在泉，风淫所胜"，是风气流行之年。属于厥阴风木司天的，是上半年风气胜，属于在泉的厥阴风木的，下半年风气流行。预测到底是不是风气偏盛，不仅要考虑运，还要考虑气，把运和气要结合起来。另外，我们还要关注这一年是否是平和之年，故预测起来也是比较烦琐、复杂的。这是五运六气预测气候变化的应用，实际上寒、暑、湿、燥、火都可以用这种方法进行预测、推演。

2. 预测疾病的流行

五运六气是可以预测天气变化的，而天气变化影响着人体，可以通过五运六气预测疾病的流行，从天气的变化中可以知道人容易产生哪些病证，进而进行预测。一年当中，春季风比较盛，春天属风属木，而木与肝相应，故春天肝病就容易复发。有的人情绪特别容易激动，脾气特别大，容易头痛、头晕，这些疾病容易在春天发作。长夏季节，雨水特别大，湿热比较盛，长夏与脾胃相应，故长夏脾胃病偏多。《黄帝内经》载"岁木太过，风气流行，脾土受邪"，如果岁木太过，即木运太过，风气易流行，不仅可以见到肝的病变，还可以见到脾的病变。所以，在风气流行，木气太盛之年，出现肠鸣、脘腹胀满、不思饮食等症状者比较多，另外还可以见到易怒、喜怒无常、头晕、头痛，甚至两胁疼痛等症状表现者。当然，预测疾病只是运气的一个方面，气候的异常变化容易造成流行性、传染性疾病。疾病的发生不仅受天气、气候的影响，还和社会关系、饮食、情绪等因素密切相关，其中也包括个人的体质特征。所以，判断疾病状况不仅仅依据气候变化，应该综合分析各种影响因素，做出准确、全面的诊断。

3. 指导疾病的治疗

除此之外，运气还可以指导疾病治疗。石家庄于 1955 年发生乙脑，属于乙未之年，1956 年是丙申之年，这两个年份，一个属于金运不及，火运偏旺，另外一个属于水运太过，虽然疾病都发生在长夏季节的 8 月份，但一种是暑偏热，另一种是暑偏湿，故治疗方案不太一样。而到了 1960 年，在厦门同样也发生了乙脑。这一年是庚子年，从地支上来看，子年是少阴君火司天，上半年气候以火为主，下半年阳明在泉。所以，司天属于少阴，少阴属于二阴，君火司天，与之相对应的下半年在泉是二阳，二阳即阳明，故下半年是阳明燥金在泉。从地支来看，这一年上半年偏于火，下半年偏于燥；从"运"来看，庚年属于金运太过，燥气太盛。这一年气候的变化比较异常，比较猛烈，故偏于燥气、火气，而且病情发生也是处于大暑节气，运气合化。因此，厦门乙脑发作的病因被认为是暑、燥、火三种邪气相合为病。因此，厦门采用了与石家庄和北京不同的治疗方案，在白虎汤的基础上加羚羊角、全蝎、蜈蚣、地龙等平肝息风的药物，用白虎汤去其燥气；考虑燥热过盛克金，又用西洋参甘苦补土生金。据相关统计资料显示，厦门 138 例乙脑病人中有 122 例治愈，疗效非常显著。

实际上，在古代用运气治病的例子有很多。我国明代医家汪机在《运气易览》中记载，有一群人旅居在北京，因夏秋季连续的阴雨天气，出现了咳嗽、头痛、全身沉重的症状，非常不舒服。他们就投奔汪机进行诊治。汪机根据运气，推算那一年年干为甲，而甲又属于土运太过之年，故认为湿气比较大，因痰气壅滞肺部，引起咳嗽，故从祛湿健脾角度进行治疗，选用滑石、甘草、生姜、葱这类药物煎煮服用，所有病人得以治愈。

4. 指导养生

五运六气不仅可以指导疾病的治疗，还可以指导养生。五运六气主要论述的是自然界气候的变化，而养生首先要遵循自然规律，顺应自然。顺应四时养生，实际上也是五运六气的运用。另外，如果用运气预测天气变化比较剧烈，我们就要躲避邪气，远离传染源，也就是《黄帝内经》当中提出的要驱避邪气。如果五运六气推测运气太过流行，也要给予恰当的预防措施。比如土运太过的年份，雨湿可能偏盛，我们要注意健运脾胃，祛除暑湿之气，可以适当地吃黑豆、冬瓜、薏苡仁等食物利水渗湿，预防疾病的发生。

实际上，中医的五运六气并不是特别神秘，揭示的是自然界的变化规律。昼夜的变化，四季的更替，我们都能觉察到，而五运六气谈的是 60 年周期性的变化。因为人们很少关注 60 年周期性的变化，这种切身体会没有那么明显，所以可能就感觉特别神秘。实际上，五运六气也是古代劳动人民经过长期的生活实践总结出来的，希望大家能对其有一个正确的认识。不过，运气的推算方法是比较专业、复杂的，要想知道今年是什么年，易发哪些疾病，我们应该采取什么预防措施，建议大家可以向专业的中医人士咨询了解。

治病求本寻病根

《黄帝内经》讲"治病必求于本"。这是中医治病的最基本原则，就是治病根，从根本上解决疾病，进行治疗。

扫描观看提要

当我们了解了中医诊断的智慧与方法，知道如何运用运气学说预测气象的变化，进而预测疾病，指导诊断、治疗和养生之后，在具体的临床治疗疾病过程中，又有哪些原则和方法呢？下面，我就谈谈中医治病最基本的原则——治病求本。

一、何为"本"

经常有病人会问医生，所患的疾病到底是怎么产生的，病根在哪里。有的疾病经治疗好得差不多了，但是没有彻底好，过两年又复发了，病人也会产生疾病到底是怎么回事的疑问。而中医治病最重要的原则，就是治病根，也就是从根本上解决疾病，进行治疗。

《素问·阴阳应象大论》云：**"治病必求于本。"**《说文解字》说："木下曰本。"也就是说，树靠近树根这一部分的茎干称为"本"，树梢、树枝称为"末"，换句话说就是"标"。所以，"本"是指根本、根源。治病求本，这里的"本"是指什么呢？历代注家看法不一。有人从《黄帝内经》的语境出发，认为"本"就是指阴阳。因为阴阳是自然界万物变化的规律，人体的变化规律也隶属于阴阳的变化。所以，人体的根本应该也是阴阳。治疗疾病须从阴阳入手，使阴阳协调平衡，这就是"治病必求于本"。也有人认为，人以根为本。根指的是肾，是以肾阴、肾阳为根。所以，"治病必求于本"是抓住肾阴、肾阳。也有医家认为，人体以脾和肾为本，脾为后天之本，肾为先天之本，先后天之本是人的根，"治病必求于本"应该紧紧抓住脾和肾。还有人认为本是脾胃之气，因为胃是人体五脏六腑之大源，脾胃之气是人体发育、生长的根本，故"治病必求于本"是要注意顾护脾胃之气。

二、以病因为"本"

刚才我所说的几种观点都是从人体的整体出发，从人和自然界关系的大整体出发，提出了"本"应该指阴阳，或者肾阴、肾阳，或者脾肾，或者脾胃等。这些说法都有道理，但是具体到某种病来讲，可能有不同的看法，其中有一种看法认为"本"是发病的原因。所以，"本"第一个含义，应该是指病因。

据说在康熙年间的一个夏天，天气特别炎热，京城的百姓挥汗如雨，康熙皇帝有气无力地躺在床上，腰痛得站不起来，而且白天感觉冷，要盖棉被，晚上又高热、流汗、全身滚烫，一会儿像在冰窖里，一会儿又像在火炉上烤，忽冷忽热，人也没有精神。御医们把各种办法都试过了，补肾的六味地黄丸、杜仲等药用了，清热的知母、黄芩、四妙丸也用了，病情未见好转。御医们束手无策，于是张榜请民间高手治疗。虽然有不少人应征，也尝试了各种办法，但病情没有好转，反而加重了。终于有一天，一位民间老中医用青蒿鳖甲汤治好了康熙的腰痛，忽冷忽热的症状也消失了。

青蒿鳖甲汤是《温病条辨》中用于治疗温病后期邪伏阴分的方剂，方中鳖甲咸寒，直入阴分，滋阴、退热；青蒿偏于苦辛而寒，其气芳香，清内透外，引邪外出；生地黄偏于甘寒，滋阴凉血；知母苦寒质润，有滋阴降火的作用；另外还有牡丹皮，辛苦性凉，泻血中伏火，也助青蒿、鳖甲养阴退热。青蒿鳖甲汤这首方剂有滋阴清热、清内透外、表里同治的作用，故获得了神奇的疗效。

这位民间老中医怎么想到用青蒿鳖甲汤治疗的呢？实际上，他是在问病情的时候发现了康熙皇帝在小的时候患过肺痨。肺痨相当于西医学的肺结核。虽然表面上，康熙皇帝的肺痨治好了，但病因没有完全去除，邪伏阴分，潜藏起来，如今发作，造成夜热早凉，停滞腰肌则出现腰痛的症状。我们运用现代医学进行分析，该病是因结核杆菌侵犯腰椎造成的骨结核。所以，这位老中医运用青蒿鳖甲汤进行治疗。如果他没有追溯到这个病因，可能和其他医生的治疗方法一样，还会应用补肾、清热等方法，恐怕也是徒劳无功的。

这个故事说明，疾病的发生是有原因的。这个原因可能是疾病产生的最根本源头，如果根源去除了，那么疾病自然也就痊愈了。张介宾在《类经》中提到"但察其因何而起，起病之因，便是病本"。指出发病的原因是病本。所以，治病必求于本，就必须抓住根源，抓住疾病的起因，这样疾病才可能治愈。

三、以"先病"为本

治病必求于本还有其他含义，相当于通常所说的"先病"，或者是疾病的主要方面。我们现在谈论的是治本的问题，有人就会问，什么是治标呢？《说文解字》中解释根是本，木杪是末，杪就是树梢、树枝，就是所谓的标了。实际上，标本是一对矛盾，从疾病来讲，本就是疾病发生的根本，标是疾病表现在外的症状等。

标本在《黄帝内经》当中也有多重含义。《素问·汤液醪醴论》说：**"病为本，工为标，标本不得，邪气不服……"**有人解释"病"是指病人，"工"是指医生。从医患的角度来理解，病人是本，医生是标。如果从疾病的角度来讲，疾病是本，治法是标。所以说，要想治好疾病，必须标本相和，如果标本不和，那么疾病是不可能治好的。这相当于现在的医患关系如果不和，病人不配合医生治疗，那么疾病治愈的希望就不大；如果治疗的方法不适合，那么疾病也不可能治愈。

从疾病本身来讲，也有标本先后次序。著名医家高世栻就提出"先病为本，后病为标"。也就是在疾病发生过程当中，刚开始得的疾病是本，继发的疾病是标。在这种情况下，我们就应该先治先病。先病治愈后，继发疾病慢慢地就会中断发展。

在临床上，有的病人先有脾虚，脾气不健，脾不能运化，湿邪可能停留。脾虚以后，逐渐产生咳嗽痰多、气短呼吸不利等肺气不足的症状。这是由于脾虚之后，土不生津，脾不运化，水湿停留在肺部，形成痰涎，咳嗽、痰多，都会影响肺主呼吸的功能。先病是脾虚，后病是肺虚，在治疗时需要健脾、祛湿、渗湿、化痰，先治疗脾虚，肺的功能就会恢复正常。这种方法称为"培土生金"。这就是抓住先病治后病。

既然"本"代表疾病发生的根本，那么"末"就代表疾病未来的发展及表现。所以，我们在治病的时候要抓住疾病的主要矛盾，也就是病的本进行治疗。《黄帝内经》也提出，应该根据疾病的症状、传变规律、轻重缓急及疾病的先后，权衡先治本还是先治标。不是所有的疾病都是直接先治本，该治标的时候也要治标。

《黄帝内经》多处提到治标，**"先病而后生中满者，治其标""小大不利治其标，小大利治其本"**（《素问·标本病传论》）。中满指的是脘腹胀满，脘腹是脾胃所居之处，脾胃主运化，又是人体脏腑气机升降的枢纽。如果脾胃中满，运化不利，那么水谷精微物质不能营养全身，糟粕不能排出，而且五脏的气机也运行失畅。如果有人脘腹胀满，那么不管是先病还是后病，当先急治，首先治其"中满"，故称"先病而后生中满者，治其标"。

"小大不利"也是一样。如果"小大不利"，即大小便不通的情况下，那么应当通利大小便。大小便有什么作用呢？其一，大小便是否通畅与人体气机有关；其二，人体浊气、糟粕的排泄需要借助于大小便的形式。如果大小便不利，浊气内停，也会内攻五脏。另外，古人认为，小便、大便由肾主司，故称肾开窍于二阴。肾在人体生长、生殖和发育中非常重要，为先天之本，大小便不利，提示肾可能出现了问题。如果先天之本出现问题，那么我们应该当先急治，也就有了"急则治其标，缓则治其本"的说法。当标证急迫时，我们应该急则治其标。《黄帝内经》所说的"中满""小大不利"均是标急之证。

在临床上，我们优先帮助病人解决的问题，就是所谓的"急则治其标"。比如病人既有便秘，又有失眠，还有呕吐等症状，其实便秘、失眠、呕吐都与五脏密切相关，我们进行脏腑功能调整可能需要花费几个月甚至更长的时间，故当务之急是缓解呕吐，提高病人的睡眠质量，则呕吐、失眠等症状消失之后，下一步再调节脏腑功能。这就是"急则治其标"的一个典型示例。

《名医类案》中记载了元代著名医家罗天益的一则医案。一个30多岁的病人，平素身体虚弱，不能饮冷，进食寒凉食物不仅呕吐，还出现眩晕症状。某年秋天，该病人因劳累过度，加上进食生冷食物，腹痛不止，遍身冷汗，四肢冰凉，口鼻呼出凉气，许多医生采用温阳散寒方药治疗，药入即吐，病情逐渐加重，万分痛苦。后来罗天益紧紧抓住该病的"标"——腹痛这一症状，认为腹痛消除之后诸症就能缓解。于是他用两张白纸，中间放上艾叶、小憨葱（憨葱，是藜芦的别名），然后用小火在肚子上熨白纸，热气经白纸由腹部渗入，病人顿觉舒服，一段时间后病人缓缓入睡，第二天晨起后，腹痛缓解。然后，罗天益给病人用了一些温中、补阳的药物，病人也不拒药，逐渐痊愈了。事实上，刚开始的呕吐是由于腹痛拒药所致。

因此，治病求本是一个总的治疗原则。关于治标与治本需要分情况而论，但是，总原则还是要抓住疾病的根本进行治疗。

四、紧抓病机

治病求本须紧紧抓住病变的机理，即抓住病机。"机"实质上是指关键，如枪的"扳机"，就是非常关键的东西，一扣扳机，子弹就会发出。病机是疾病的关键，在进行疾病诊断时要把握疾病的阴阳、表里、寒热、虚实，以及五脏的特性，分析疾病病机。抓住了病机，也就抓住了疾病的根本，然后进行治疗，疾病就会轻松治愈。

《黄帝内经》中的"病机十九条"专门论述疾病的表现和机理关键。其中有两条与水液有关的内容，**"水液浑浊，皆属于热；诸病水液，澄澈清冷，皆属于寒"**。水液是人体排泄于外的代谢物，如鼻涕、痰、小便、大便、妇女的白带等，实际上都是广义的水液。感冒病人有鼻塞、流鼻涕、咳痰的表现，有的人流黄涕、吐黄痰；有人流清涕、吐清稀之痰。从鼻涕的颜色和痰液的性状分析，吐黄痰、流黄涕的，属于热证，宜宣表清肺热；流清涕、吐稀痰的，属于风寒犯肺的表证，宜解表散寒、宣发肺卫。两者治法完全不一样。因此，中医强调在辨证论治中要紧紧抓住疾病的病机。

举一个浅显易懂的例子帮助大家理解。我们熬粥的时候如果熬煮时间过长，或者火力稍大，那么粥就会越来越浓稠。鼻涕和痰也一样，比较稠浊、颜色比较深、比较黄的，属于火热；比较稀、冷清的，属于寒。

《黄帝内经》中共有 13 首方剂，其中包括治疗失眠的半夏秫米汤。

通常来说，失眠是心神不安所致。通过分析发现，半夏秫米汤没有安神的作用，但是的确能用来治疗失眠。《黄帝内经》认为，人体的卫气，白天在阳经循行，晚上在阴经循行，从阳经入阴经之后，人进入睡眠状态；卫气从阴经出来，到达阳经之后，人就醒来。这说明，睡眠是人体卫气循行的结果。所以，失眠是卫气不能从阳经入阴经所致。半夏秫米汤能开通卫气运行的道路，调和阴经和阳经之间的关系，即调和阴阳，从而使卫气从阴阳经自由出入，睡眠也就正常了。这就是从根本上，即从病机对失眠进行治疗。

有一则施今墨用半夏秫米汤加味治疗失眠的案例。这是一位女性病人，年龄 34 岁，10 年前受到巨大的精神刺激，之后经常出现头晕、心悸，睡眠也逐渐不正常，屡经中医治疗，时轻时重，一直未见明显好转。由于平时工作紧张繁忙，夜以继日，很少休息，病倒卧床 7 个月以来，头晕、心悸日益加重，经常彻夜不眠。西医诊断为极度神经衰弱，经过一系列治疗，效果不佳，依靠安眠药也不能入睡。现面目浮肿，食欲不振，稍入睡即被惊醒，噩梦纷纭，此后一惊一乍，焦虑万分。施老辨证认为，该病人失眠的主要原因是精神刺激，压力过大，卫气不能很好地从阳经运行到阴经，从阴经运行到阳经，导致阴阳失调，故选用半夏秫米汤加大枣、龙骨、牡蛎、黄芩等药物进行治疗，竟获痊愈。

临床治疗失眠，经常会选用半夏，而且一般选用半夏和夏枯草配合治疗，疗效比较肯定。首先，半夏从夏至日以后开始生长；而夏枯草是入夏以后就枯萎了。这两味药实际上是把不相顺接的阴阳顺接起来。因此，从病机入手，从根入手，通过调和阴阳治疗失眠，疗效确切。

另外，中医还强调逆治和从治。《黄帝内经》中有一个治则称"微者逆之，甚者从之"。微即比较单纯的，不是很复杂的，要逆着它。比如表现出来的是热象的病证，要用寒药治疗；表现出来寒象的病证，就应该用热药治疗。这就是所谓的"微者逆之"。如果是比较复杂的，不太单纯的，要从之。比如临床表现出来的属热，反而还用热性的药治疗；临床表现出来的属寒，反而用点寒性的药治疗，用药和临床表现的属性是相同的。这就是"甚者从之"。

虽然从表象上来讲，用药的属性与表象不相同，但从根上来讲，都是抓住疾病的根本，即疾病的病机，也就是说从根上来讲与病性相反。《黄帝内经》对于"甚者从之"有这样的论述，即"塞因塞用，通因通用"。由于表现出来的是堵塞、便秘，这样的病人反而用点补益的药物治疗，或是用点补气的药治疗老年人便秘。"通因通用"，即临床表现出来的属于通利性质，反而还用通利的药物。比如临床上有些燥屎内结造成的热结旁流和热性痢疾，可能用承气汤进行治疗。同样，中医治疗可以"热因热用""寒因寒用"。例如，病人表现出来热的征象，仍然运用热性药物进行治疗；还有一些发热的病人，可以运用补气的热性药物进行治疗，这就是"热因热用"。"寒因寒用"，即病人表现出来寒冷的征象，可以选用寒凉的药物进行治疗；还有部分病人，热郁在里，表现于外的是四肢发冷，恶寒较甚，这个时候需要用寒性的药物，去除体内的郁热。

民国时期著名医家张锡纯治疗过一个病例。有一个车夫，在特别饥饿的情况下，空腹奔走了七八里路，结果出现气短，心中、身体发热，不思饮食，肢体酸懒无力，动则气喘。最后，张锡纯先生认为车夫是由于饮食不规律使脾胃受伤，从而导致气虚发热，故用甘温除热的方法进行治疗。另外，《黄帝内经》中提到阴虚则发热，实际上是脾虚发热，可以选用升陷汤、补中益气汤这类方剂进行治疗。我在临床上也治疗过几个类似的病人，基本上都是老年人。他们一到下午就发热，体温 37℃ 多一点，基本上不到 38℃，体温不是特别高，但是全身乏力。这些病人用甘温除热的方法进行治疗，发热症状基本上消失了。

五、紧抓病位

俗话说："头痛医头，脚痛医脚。"实际上是说在治病过程中不从根上找病因，不考虑根本性的问题。关于病位的问题，《黄帝内经》有许多论述。比如，**"气反者，病在上，取之下；病在下，取之上；病在中，旁取之"**（《素问·五常政大论》）。也就是说，疾病没有在病位上表现出来，却在其他部位表现出来，所以才会出现与病位表现差异的疾病。病位在下部的病变，可能需要从上部进行治疗；表现在中部的病变，可能需要从旁边治疗，其实就是抓住了病根。有过针灸治疗的朋友可能都有体会，一些头晕、头痛的病人，医生没有选取头部穴位，而是选用太冲穴、太溪穴、足三里等脚部穴位。还有腹泻的病人，可艾灸头顶的百会穴。这实际上都是上病下取、下病上取的典型例子。

再比如临床常见的一个症状口渴，就是咽喉干燥，口渴想喝水。一般而言，口渴可以通过水中加点胖大海，或吃梨等水果缓解。但口渴还有另外一个原因，即体内的水液不能蒸腾于舌面，导致口渴。就像蒸馒头，锅里虽然有水，但馒头放置在上面，如果水没有烧开，水蒸气上不来，馒头也是蒸不熟的，必须水烧开，水蒸气蒸腾上来，津液满布才行。所以，《黄帝内经》也说："**肾苦燥，急食辛以润之。**"（《素问·脏气法时论》）津液不能上承导致的口渴，是由于水在下部没有被蒸腾，故需要用补肾的方法，用辛温发散的药物使津液蒸腾起来，口渴症状自然也就解决了。

在门诊我见过这样的病人。有一位 72 岁的老人，以眩晕加重几个月为主诉就诊。当时医院诊断为小脑萎缩，其主要症状是头晕，还有走路不稳，平衡能力下降，手足麻木，脉弦滑有力，舌尖红，苔白腻。根据临床表现，病位似乎在头部，但实际上是肝肾不足，根源在下部，是偏于肝风内动的表现。所以，我选用天麻、钩藤、磁石等平肝息风的药物和地黄、牛膝、旱莲草等补肝肾的药物进行治疗。所以，中医要通过分析外在症状，准确辨别病位，然后抓住病位进行治疗。

因势利导驱病邪

中医按照治病必求于本的原则，进一步认识病邪，探求病位与病机，接下来要面临一个问题，就是如何治疗。这还要从《黄帝内经》中找寻答案。

扫描观看提要

《黄帝内经》成书于秦汉时期，汲取了当时阴阳家、五行家、兵家、法家等各种学说，并将这些思想反映到治疗方法当中。我先来举一个例子。一个强盛的国家，敌人是不敢侵犯的，如果这个国家受到敌人的侵犯，可能说明其存在着薄弱之处。人体与病邪之间的关系也与之相同。如果摄生不当，可能造成人体内部某些机能失调，成为薄弱之处，而这个时候外邪就可能从薄弱处侵犯人体，形成疾病。正如《黄帝内经》所云：**"邪之所凑，其气必虚。"**（《素问·评热病论》）邪气之所以能够从这个部位侵犯人体，说明这个地方一定存在着薄弱之处。

　　作为一个国家，如果遭遇外敌侵犯，首先就要派将军带兵抵达被侵犯之地，抵御外敌，与之战斗。人体也是一样。一旦有外邪侵犯人体，人体的正气、气血就会前往邪气侵犯的部位，御外邪。这种让正气、气血抵御外邪的方法，就是中医治疗疾病的基本理论。

一、"因势利导"的由来

　　在诸多的治病方法当中，有一条非常重要，称"因势利导"。

　　因势利导出自《史记》。《史记》中有一篇"孙子吴起列传"，其中有一个著名的故事——马陵之战。战国时期，魏国与赵国攻打韩国，韩国向齐国求救，齐国准备派田忌为大将军、孙膑为军师帮助韩国。孙膑分析，魏国军队大部分被派去攻打韩国，而不在本国，魏国大梁守备空虚，于是他就带领齐军攻打大梁。当齐国大军奔向魏国大梁之时，魏国的大将庞涓赶紧带兵回防支援，迅速从韩国的战场撤回大梁了。

魏国的军队比较强悍，军事力量非常强大。眼看着魏国军队杀回来，齐军的大将军田忌就问军师孙膑应该怎么办。孙膑说"善战者，因其势而利导之"，也就是说，善于带兵打仗的将军，应该根据两个国家军队的情况，引导其向自己有利的方向发展。齐国的军队相对力量不足，给人的印象是兵卒相对胆儿小，容易害怕；而魏国人强马壮，比较彪悍。既然这样，孙膑顺势而为，打算让魏国误以为齐军胆儿小、害怕，一听说魏军回来了，就吓得赶紧逃跑，以此推动事情进一步发展，于是定下了一条计策，称"逐日减灶"。为了让魏军以为齐军溃散逃亡，齐军进入魏国境内后，先设十万灶。庞涓带兵来到齐军曾驻扎过的营地，一数灶的数量，估计齐军有十万人。庞涓心里也打鼓，疑惑齐军有那么多人，是否很强大。等到了齐军第二天驻扎的地方，看见灶的数量减少了，仅剩五万人吃饭的规模。等到第三天，再一数齐军驻扎时留下的灶迹，只剩下两三万人吃饭的数量。庞涓十分高兴，认为齐军怯懦，面对强大的魏国军队，入境三天，士兵就已经从十万大军逃跑剩下两三万人，所以想乘胜追击。于是，庞涓丢弃了步兵，只选择一些轻骑兵，日夜兼程，顺着齐军的路线加速度地追了下去。

孙膑估计魏军的追赶速度，到夜晚的时候可能会到马陵。马陵地势险恶，道路狭窄，可以埋伏兵马，于是找到一棵比较显眼的大树，让士兵将树皮刮掉，在上面写着"庞涓死于此树之下"，然后在道路两旁埋伏了许多弓箭手，约定等到火光一亮，弓箭手就一齐放箭。庞涓带着轻骑兵没日没夜地赶来，果然在晚上来到马陵，看见一棵大树，树上还有字，于是就让人点上火把，看看树上写的是什么。结果当士兵点上火把，照清楚树上字迹的时候，遭遇了万箭齐发，**魏军大败**。这个时候庞涓才知道已中了圈套，走投无路，只好自刎。齐军乘胜全歼魏军，俘虏魏太子申回国，孙膑也自此名扬天下。

这个故事就是成语因势利导的来源。这里所谓的因势利导是指什么呢？就是"善战者，因其势而利导之"。其中的"因"是顺从、按着；"势"是事物发展的趋势或其规律；"导"是引导，向有利于自己的方向引导。在这个故事当中，势就是魏国军队，也就是庞涓一方，认为自己强大，齐军胆小，而孙膑恰恰利用了这个势，顺着势的发展，迷惑引导庞涓，造成齐国军队因害怕魏国军队四散而逃的假象，最后使庞涓顺着这个趋势，一意孤行，中了圈套。

这种方法是一种兵法，在日常生活中对百姓的影响也是很大的，具有一定的意义。举个例子，四川都江堰位于成都平原都江堰市的城西，是秦朝时期兴建的大型水利工程，当时的蜀郡太守李冰负责组织修建。在都江堰处有岷江通过。岷江对于成都平原影响很大，有人称其悬于成都平原之上。岷江一发洪水，就把成都平原淹成一片汪洋；干旱的时候，导致成都平原赤土千里，颗粒无收。现在成都称为"天府之国"，有"水旱从人，不知饥馑"之誉，与都江堰的修建有密切关系。都江堰的形成，就是利用了水从高处往低处流的原理，按照成都平原西北高、东南低的地形，凿开了宝瓶口，修建了一个鱼嘴分水堤，把岷江分成外江和内江。外江就是岷江的正流，可以泄洪的地方，而内江就把水引向成都平原，供给人们的生活和灌溉。与此同时，又建立一个飞沙堰，利用离心的原理，把岷江当中的沙石甩入外江，使得内江不再受淤堵。正是由于这样的水利工程的修建，使得成都平原旱天不旱，有水来灌溉，发洪水的时候也不会被淹，可以从岷江的外江泄洪。这是利用了江河出山口的地形、地势，利用水势、水脉进行因势利导的一个杰作。所以我们说，因势利导之法，对人类的影响是很大的。

中医也正是运用了这个道理，对于疾病的治疗并不是一味地抗邪，要分析外邪和正气之间的力量对比，分析二者的发展趋势，根据侵犯人体的邪气性质及部位进行综合考量，因势利导，用最快的速度，最适宜的方法，最短、最便捷的途径，把邪气驱除于体外，避免出现伤敌一千、自损八百的做法，也最大限度地保护正气。

二、顺应天地自然之势

中医的因势利导方法，具体是怎么体现的呢？

顺应天地自然之势，事半功倍。中医学认为，人生活在大自然当中，与大自然是一体的，《黄帝内经》云：**"人与天地相参也，与日月相应也**。"（《灵枢·岁露》）古人认为，人的生理、病理与自然、社会息息相关，故一些治疗方法也应该顺应天地自然之势。比如一天之中，早晨起来阳气开始旺盛，阴气开始消退，到了下午，阴气开始旺盛，阳气开始衰退。这就是自然界阴阳消长之势。利用这个势，就可以直接指导治疗。早上起来，尤其像寅卯之时，五点、七点一直到九点，这个时候人体阳气开始旺盛。阳虚的病人需要补气、补阳，就可以利用这个时间段，借助自然界阳升之势进行治疗。

中医有一部比较著名的古籍，称《奇效良方》，是清代的著作。在书中记载的 71 个补肾阳的方子中，56 首都提到应该在"平旦之气"服用药物。"平旦之气"实际上就是指清晨，就要借助自然界阳气开始升发之机，乘升发之势更好地补益阳气。同样的道理，滋阴、补阴、补血的药物应该在傍晚、晚上的时候服用，就能够更好地起到补益效果。

四季也是一样。春天阳气升发，夏天阳气盛大，"冬病夏治"就是利用的这个原理。所谓冬病夏治是指冬天发病，不在冬天治疗，而选择在夏天进行治疗。比如冬天发作的咳喘，很多病人都是脾肾阳虚。那么，脾肾阳虚在什么时候纠正最合适呢？自然界春夏之际。此时阳气正旺，借用春夏阳气正旺之势补人体的脾肾之阳，最为恰当。所以，就有了冬天发病，夏天来治的方法，也是顺应天地自然之势。

《黄帝内经》有一句话，**"西北之气散而寒之，东南之气收而温之"**（《素问·五常政大论》）。西北方地势比较高，天气比较冷，故寒邪较盛。寒邪是外邪，容易束缚人体，使人体的阳气被束缚，郁积在里，故病人多外有风寒之邪，内有阳气被郁。因此，西北方就应该多用散外寒的方法散寒，也要用寒凉的药物清阳气被郁而产生的内热。而东南方阳气偏盛，汗就比较多，阳气浮越在外，在内的阳气不足，故适合运用温而收之的方法，即收敛的方法，同时内补阳气，进行治疗。这两种治法是顺应地势的趋势，也是顺应自然界规律达到事半功倍的治疗效果的体现。

三、顺应病邪、病位及其发展之势

因势利导要注意什么呢？就是顺着病邪、病位及其发展趋势进行治疗，最快地把外邪驱除于人体之外。

中医非常提倡祛邪的思想。当外邪侵犯人体，中医认为应该给它打开道路、打开门，把邪气尽快地赶出去，这可能与西医不太一样。《黄帝内经》说："**因其轻而扬之，因其重而减之。**"（《素问·阴阳应象大论》）轻和重，指的就是病邪的特性。病邪是轻轻上扬的，就应该用发散的药物、发散的方法，顺着邪气性质把它清除出去。例如风邪侵犯人体，就可以用一些发表、散邪、祛风的方法。再比如过敏，有的人吸入花粉、灰尘就打喷嚏、流鼻涕，还有的人身上会起荨麻疹，这都是风邪为患。治疗这些疾病，采用的大多是祛风、发表的方法，用轻轻上扬的方法把邪气驱除出去。这就是"因其轻而扬之"。"因其重而减之"指的是病邪的性质。有些病邪，如水邪、湿邪，仅仅用发散的方法就不行了。水性趋于下，应该利大便、通小便，使其从二便而解。当然，重而减之的方法不完全是通便，活血化瘀、行气下气、下乳通络，也可运用于"因其重而减之"。

除此之外，病邪侵犯人体涉及病位。病位在人体有上、中、下之分，还有表、里之分，根据不同的病位采取最快的途径让病邪出去，也是因势利导的方法。当病位在表，就用解表的方法，让病邪从表而散。病在里又有上、中、下之别。《黄帝内经》云："**其高者，因而越之；其下者，引而竭之；中满者，泻之于内**。"（《素问·阴阳应象大论》）病在上者，也就是病在胸膈以上的，病位偏上的，"因而越之"，就适合用吐法。这是因为病邪离口最近。"其下者，引而竭之"，是病邪在下，在腹部的，就应该用通大便、利小便的方法把邪气驱除出去。病在中，则应该"泻之于内"，在体内就解决了。这实际上也是因势利导的方法。

金元时期张子和有一则医案。有一个妇女，年轻的时候因大哭后喝了很多冷水，从此落下一个病根，总是感觉有水停留在心下。心下实际是指剑突下胸口这个位置，病人感觉这里非常难受、烦闷，有点痛，又憋又闷，发作的时候，用手按一按，特别坚硬，听一听，好像里边还有水声。病人被这个病证缠身20多年，找了很多医生医治，也没有什么效果，最后请来张从正。张从正一看，其病位在胸口，位置偏上，而且比较坚硬，一发作就疼痛难忍，非常憋闷、难受，切脉发现寸脉特别沉，而且迟，认为是上焦有痰饮之水停留。于是，张从正决定按照"其高者，因而越之"之法，给病人用瓜蒂散。瓜蒂散实际上是涌吐剂，由瓜蒂、小豆、人参、甘草几味药组成。吃完药以后，病人吐出胶痰五六升；过了几天再用瓜蒂散，又吐出痰水一斗；又过了几天再次用瓜蒂散，又吐出痰水数升。吐的时候，病人全身如洗，三次吐完以后，心腹、上焦觉得特别舒服。随后，张从正又用健脾祛湿的方法进行调理，病人竟获痊愈。这则医案，就是运用病邪在上的条件，从口祛除邪气，"因而越之"。

病邪在下焦，如有燥屎内结，造成腹部胀满，我们就可以用大承气汤、小承气汤"引而竭之"。对于中满既不在上也不在下的情况，《黄帝内经》说要"泻之于内"。怎么泻之于内呢？常有人感觉到中焦这个位置满闷不适，尤其是吃完了饭以后，好像堵在那里下不去，摸一摸，有的硬，有的偏软。《伤寒论》中有一方子，叫半夏泻心汤，对此有效。半夏泻心汤有半夏、干姜，是偏于热性的，还黄芩、黄连属于寒性的。这其实就是告诉我们如何泻之于内，就是升降并用，药物既选择向上的，也选择向下行的，有寒凉的，也有温热的，称寒温并用、升降并投，从而起到泻之于内的作用。这也是因势利导的方法。

清代吴鞠通在其著作《温病条辨》中，更加明确地描述了不同病位，治法应当不同："治上焦如羽"，羽就是羽毛，"非轻不举"；"治中焦如衡，非平不安"；"治下焦如权，非重不沉"。这就是告诉我们，治上焦病应该用一些清轻上扬之品，治下焦之病应该用一些沉降之品。所以，要补益肝肾、补阴、补血，就应该用一些重镇的滋腻之品，否则就补不到位；而对于中焦疾病，因中焦如衡，衡就是秤的秤杆，应该以平为主，这个时候只用上升之品不行，只用下降之品也不行，应该考虑升降并用、寒温并投。这样才能达到平衡的目的。

四、顺应正邪盛衰之势

因势利导还要考虑到敌军和我军的力量对比，顺邪正盛衰之势而择时治疗。在兵法当中有一种方法，称为"其盛，可待衰而已"。在"左丘明曹刿论战中"提到"夫战者，勇气也"，打仗靠的是士气，没有士气打不成仗，故"一鼓作气，再而衰，三而竭，彼竭我盈，故克之"。打仗靠的是勇气，故要击鼓，一鼓以后，士气大振，再鼓以后，士气就差了，等到三鼓以后，士气就大衰了。所以，我们强调与敌人打仗时，在对方士气正旺的时候不要出击，不要跟他作对，他的士气正旺，很可能打不过他。那么，在什么时候开始呢？在三鼓以后，士气大衰的时候，你再去和他开战。

《黄帝内经》所说的因势利导，与此是相仿的。所以，对一些疾病的治疗应"其盛，可待衰而已"。"方其盛时必毁，因其衰也，事必大昌"，就是这个意思。当邪气正旺的时候不要去碰它，等到邪气衰弱的时候，再去治疗，就可以借助正气的力量打败邪气，还不伤正气；邪气正盛的时候去打击它，会徒伤正气。这种方法主要用于治疗什么病呢？《黄帝内经》给出了明确的答案，即可治疗疟疾。疟疾想必大家有所了解，我国科学家屠呦呦也是因为发现了抗疟疾的青蒿素，从而获得了 2015 年的诺贝尔奖。现在所说的疟疾是由于疟原虫感染所致，在《黄帝内经》当中称为疟，也称为疟症。疟疾有一个特点，就是周期性发作，两天或三天发作一次，另外还有一个症状，就是往来寒热，可能先冷，冷得全身发抖，然后发热，两三天发作一次。所以，《黄帝内经》提出，治疗病证要注意，不要在发作的时候给予治疗，因为发作的时候是邪气正盛之时，应该在不发作的时候，周期性发作的间歇期去治疗，在这个时候利用较为强大的正气能遏制邪气，会取得事半功倍的效果，还可以免伤正气，有利于邪气驱除体外。

实际上，对一些周期性发作的疾病，中医采取这种方法治疗，还是有很多有益之处的。像一些潮热病人、周期性发作的咳喘病人，在其发作间歇期进行治疗，效果还是很不错的。

五、顺应正气抗邪之势

另外一种因势利导，就是要根据人体正气抗邪气的趋势进行治疗。邪气侵犯人体以后，正气要去抗邪，要去恢复人体的阴阳平衡，就存在着一种抗邪的趋势，治疗的时候就要顺应这种趋势。比如说，水肿病要祛水，有时候用利尿、发汗的方法，把水邪去除。肿势一消，就需要温补阳气。所以，《黄帝内经》提出此时要"微动四极，温衣"，也就是穿暖和的衣服、活动肢体，目的是使阳气恢复。这是因为水饮为患，水为阴，能够停留在人体内，与阳气不振有密切关系。所以，阳气壮大，才能抑制水邪，这是人体抗邪的一种趋势。因此，我们要利用这种趋势，在水邪所致的水肿去除以后，要穿保暖的衣服，活动活动肢体，用一些补阳之品，都是顺应正气抗邪之势提出的方法。

再如脱肛、子宫下垂、胃下垂等脏器下垂的病人，其身体内的正气要抗击这种下垂。这是人体恢复平衡的一种趋势，要顺应这种趋势治疗。因此，治疗中气下陷的疾病，首先要补气，同时要用柴胡、升麻等向上托举的药物。这种托举就是《黄帝内经》所说的"气虚宜掣引之"。掣引就是牵引，这种向上的牵引就是正气抗邪的趋势，也是中医因势利导的方法。

因势利导在中医治病方面的运用还有很多。在脓疮初起、脓疮已成、后期脓液排出三种不同的阶段，正气和邪气力量对比、发展的趋势是不一样的。所以，我们要很好地利用正邪力量对比，抓住不同的趋势给予治疗。因此，痈肿疮毒在不同的阶段，其治疗方法也是不一样的。从外用药来讲，初期的时候用金黄膏、玉露散，中期的时候就应该切开排脓，到后期的时候就可以用生肌散、八二丹、九一丹这些药物进行治疗。这也是因势利导思想的体现。

因势利导源自兵法，在中医的治法上也有很好的体现。实际上，兵法当中也强调兵无常势，要求将领时刻掌握主动权，发挥主观能动性、乘机辨势、势辨法宜。而中医在治病的时候也是一样，要顾全人体全局，要考虑病变局部与人体整体的关系，考虑人体与自然界的关系。也就是说，要考虑病变的发展变化，运用整体观、运动观及辨证论治思想。

以上，我向大家介绍了中医治疗方法之一，也是非常重要的一种治疗方法——因势利导，但这只是因势利导方法的冰山一角，其内涵还是非常丰富的，有待进一步探究。

小药方大学问

中医治病最常用的方法是中药处方。由一味味中药组成的处方，并不是中药的简单堆砌，其中蕴含着极大的学问。

扫描观看提要

中医通过望、闻、问、切四诊合参的方法了解病情，并针对病证开处方进行治疗。处方中的药物，有的是很熟悉的，有的是不曾见过的，有的具有毒性，有的是常见食物，甚至平常吃的瓜果梨桃、蔬菜蛋奶等，也可以作为药物。一到冬天，经常看见小朋友拿着糖葫芦一边走一边吃。糖葫芦所用的原材料山楂，就是一味中药。山楂有什么作用呢？人在饱食后，吃山楂可助消化、祛食积，还有当妇女生完小孩肚子有些疼时，用山楂可活血化瘀止痛。

《黄帝内经》提到："**毒药攻邪，五谷为养，五果为助，五畜为益，五菜为充。**"（《素问·脏气法时论》）五谷、五果、五畜、五菜是日常的食物，中医把它们当作药材治疗疾病。

民国时期，有一位著名的中西汇通医家张锡纯，曾治疗过一个水肿的病人。病人腹部肿胀，难以平卧，心烦急躁，发热严重，小便不畅，寻访很多医生治疗，效果都不太好，最终找到张锡纯。张锡纯发现病人脉数且沉取有力，说明不是虚证，而是偏于实证，且伴有内热。他认为病人因水饮内停，又因阴虚内热，兼具湿热二邪，于是嘱咐病人家属去野外采摘白茅根，每日取六两，剁碎，煮水，给病人不间断地服用五昼夜。五日后，病人小便通畅，水肿消退，心烦发热痊愈，身体康复。

白茅根是植物白茅的根，生长在田间、山坡，老百姓把它当成杂草，除杂草时经常除掉。白茅的根口感甜，人们经常像甘蔗一样咀嚼着吃，也用它熬汤、炖肉。在中医的眼中，白茅根是一味中药，为甘寒之品，具有凉血止血、清热利尿的作用。

我们在日常生活中常见的很多东西都是中药。比如有的人眼睛痛，认为自己"上火"，会煮菊花水喝，或者用它洗眼睛。有的人一到夏天会采摘荷叶、薄荷叶或用绿豆煮水喝，以此来清暑。还有的人平时常吃山药、百合、荠菜等，其既为日常所食用，又是具有治病功效的中药。

有的人会觉得疑惑，为什么日常吃的东西能够用来治病？这是因为，人之所以生病是由于人体脏腑阴阳不协调、不平衡，或阴虚或阳虚，或阴偏亢或阳偏亢，就会表现出各类的病证。因此，中医治病的原则就是调节偏盛、偏虚的阴阳，让其恢复至平衡状态。所以，《黄帝内经》强调说：**"谨察阴阳所在而调之，以平为期。"**（《素问·至真要大论》）这是治病的原则。中医利用食物、药物阴阳的偏性以偏纠偏，平衡人体的阴阳，进而达到治病的效果。

古人认为自然界当中存在的事物都有阴阳的偏差，不是完全一样的。事物的形态、生长地域和环境、生长时间不同，决定其阴阳属性不尽相同。那么，我们怎么判断食物、药物的阴阳属性呢？接下来我讲一讲药物的四气五味、升降浮沉、归经等属性。

一、药物的四气五味

药物具有四气五味。我们平常说的凉药、温药就是药物的四气。四气与阴阳有密切的关系，包含寒、热、温、凉，其中寒与凉、热与温是程度上的差别。关于四气，大家有一些常识性的认识，如"上火"要食用寒凉的药物，怕冷则要食用偏热的药物。一般寒凉的药物具有清热、泻火、通便、凉血、滋阴等作用，如黄连、栀子、菊花、蒲公英、大青叶等，都是偏于寒凉的药物。而偏热的药物具有温中、补阳、壮阳、散寒等作用，如人参、黄芪、肉桂、小茴香、花椒等，都是偏于温热的药物。

其实老百姓在日常生活中也有这样的经验。比如在外受风吹雨淋，冻得直哆嗦，回到家里父母肯定会告诉你，这是受风寒，应该熬点姜糖水喝，或者熬一点葱白香菜水喝，喝完后身体暖和，会微微发汗，可预防感冒。常用的生姜、葱白、香菜，药性偏于温热，用来治疗寒邪侵犯而导致的病证，起到温经散寒发表的作用。

除寒、热、温、凉之外，还有一些功效比较和缓的药物，其四气属性不太明显，药性偏平，如茯苓、甘草、党参、山药等。这些药物是平性的。

五味是指酸、苦、甘、辛、咸。味即味道，药物各有不同的味道。熬制的汤药，有的尝起来是苦味，有的尝起来是酸味，有的尝起来不酸、不甜、不苦，味道却难以下咽，这就是中医所说的药物的五味。而汤药的五味与每一味药物的五味有紧密的联系。古代神农尝百草，奠定了药物的五味，随着社会的发展，人们用药经验的日益丰富，后人逐渐发现药物的味与药物的功效密切相关。比如吃一些辛辣的食物或药物，就可以使人体发汗、发热，于是得出辛能发散的结论；而吃一些甜的食物或药物，可使人逐渐强壮起来，于是得出甘味具有补益作用的结论。这些经验进一步引申、发展，并进行归纳、总结，将具有一类功效的药物归类为同味。比如将具有发散作用的药物，归类为辛味药；将具有补益作用的药物，归类为甘味药。如当归、三七，口感虽然不甜，但具有补益作用，古人也将其归类于甘味药。所以，中药的酸、苦、甘、辛、咸五味，不完全是药物本身的口味，也与其作用于人体所产生的功效密切相关。

药物功效是古人通过诊疗经验总结而来，主要为辛味能散、酸味能收、甘味能缓、苦味能坚、咸味能软化，即所谓的辛散、酸收、甘缓、苦坚、咸软。

酸味药属于酸收，具有收敛、固涩的作用，可以用来止汗、止咳、止泻，治疗滑精、尿频、妇女白带过多等疾病就可运用酸味药物进行收敛。山茱萸是酸味药，具有补益肝肾的作用，能治疗滑精、遗尿、遗精、小便不尽，在六味地黄丸当中就使用了山茱萸这味药。除山茱萸以外，五味子、五倍子、乌梅、沙棘、酸枣仁都偏于酸味药，具有收敛的作用。

苦味药具有清泄、清热、通便、燥湿、坚阴的作用，主治热证、火证、湿证等。例如黄连，民间有句谚语为"哑巴吃黄连，有苦说不出"，可见黄连属于苦味药物，具有清热燥湿、泻火解毒的作用和特性，对于肠胃湿热导致的腹泻、痢疾，或者心火过盛导致的烦躁、痈肿疮毒有治疗作用。属于苦味药的食物有很多，如生活中常见的野菜，大部分都具有苦味，中药黄芩、栀子、菊花、蒲公英、野菊花等，都是偏于苦味之品。

甘味药能够补中、缓中，具有滋补和中、调和药性、缓急止痛的作用。古人通过总结诊疗经验也认为甘味药可以强壮身体，有补益的作用。比如甘草、黄芪、麦冬、党参，都是偏于甘味的药物，将它们称为补益之品。

辛味药能散能行，具有发散解表、行气活血的作用，如川芎、桂枝、生姜等，都是偏于辛味的药物。

咸味药能够下、软，具有泻下通便、软坚散结的作用，如牡蛎、旋覆花、石决明、珍珠母，都属于咸味之品。

另外，古人把部分药物归类为淡味药，部分药物归类为涩味药，具体内容不一一赘述。

二、药物的升降浮沉

药物还具有一种特性，就是升、降、浮、沉。升、降、浮、沉是指药物作用于人体后的趋向，是向上走还是向下走。实际上，药物的升降浮沉与四气五味是结合在一起的，属于温热的药物大部分都有升浮的作用，属于寒凉的药物大部分都有沉降的作用。

升、降、浮、沉与药物的形态密切相关。比如有的药物采用植物的花或者叶，花是向上开的，叶是向上长的，故花和叶一般都具有升浮的作用。另外，果实类的药物质地沉重，一般具有沉降的作用。这也是中医"象"思维在分析药物特性中的应用。

升、降、浮、沉与炮制也有密切关系。例如大黄属于苦味药，为寒凉药，其药性沉降，具有通便、清热、泻火的作用。但经酒炒后，其具有向上、趋上的作用，故可以用来清上焦之火，治疗目赤、头痛。这就是中药经过炮制后，升、降、浮、沉属性会改变的例子。

另外，药物的升降浮沉、四气五味，与药物的形态及生长的环境、生存的状态也有密切关系。有一种药叫浮萍，生长在水里、田间，其浮在水面上，像小船一样，用手把它按到水中，一松手又会浮上来。古人根据浮萍的形态认为其具有升浮向上、发表散寒祛风的作用。所以，当有人感受风邪时，可用浮萍治疗。

传说楚汉之争的时候，项羽在兵败之后抵达乌江，路上受到江面风邪的侵袭，导致部队八百轻骑兵体表起风团，或者称过敏，瘙痒难耐，非常难受。当时药物匮乏，项羽非常着急，就沿江徘徊，忽然发现江面上有一大堆浮萍。他想，将浮萍煮水喝是否可以治疗这种疾病呢？于是命人把浮萍打捞上岸，煮水，让众将士服用。没有想到将士们喝了浮萍水以后，瘙痒的症状马上减轻，风团也慢慢地消退了。可见，药物所具有的功效与它的形态及生长环境、时间也是有密切关系的。

三、药物的归经

现代医学有靶向治疗技术，是指药物能够有效地作用于突变的基因上进行靶向治疗。其实在中医学建立之初，就提出药物归经。归经是指某个药能够作用于某个经络、脏腑，也就是病位。这是不是和靶向药的意义类似呢？

《黄帝内经》提到：**"五味各走其所喜，谷味酸，先走肝，谷味苦，先走心，谷味甘，先走脾，谷味辛，先走肺，谷味咸，先走肾。"**（《灵枢·五味》）五味即酸、苦、甘、辛、咸，苦味入心，酸味入肝，辛味入肺，甘味入脾，咸味入肾。这就是药物归经起源的理论基础。

五脏是脏腑经络的代表，如果确定了病位，就应该着重应用可入这个脏腑的药物。比如白萝卜和莲子心都具有清热的作用，但白萝卜清肺热，莲子心清心热，二者所入的脏腑部位不一样，实际上就是归经不同。头痛分部位，有的是前额痛、眉棱骨痛，是偏于阳明经所在之处，故治疗常需要白芷引经；偏头痛的部位为少阳经所过，故用柴胡引经；颠顶痛，是厥阴经所主，故用藁本引经。由此可见，引经就是用一些药物使药效到达这条经络。

对药物本身的认识来源于临床经验的总结和归纳。相传，在北宋有位叫郭使君的郎中，其精通医道，深得亲戚和邻居的尊敬。有一天，他上山采药，见到在一株藤类植物上结了果子，类似栀子、诃子，果子气味香，把外壳去掉后，里面有果仁。他觉得十分有趣，于是采摘了一些带回家，准备好好研究它的药性。

几天后，果实仍没有干透，他怕果实变质，于是拿锅炙炒，没想到炒后的果实香气十足，他的小孙子馋坏了，吵着要吃。于是郭使君就拿了三枚给小孙子吃，小孙子觉得口感很好。意想不到的是，第二天早晨，郭使君发现小孙子大便时排出了几条蛔虫。郭使君猜想，难道这个果实可以驱除蛔虫吗？于是又让小孙子吃了几枚。结果小孙子出现了打嗝、呕吐的症状。郭使君分析小孙子极有可能是中毒了，于是赶紧用生姜、甘草煮水给小孙子服下解毒。小孙子痊愈后食欲逐渐好转，身体日益强壮。郭使君通过总结认为，该药能够消积杀虫、强健脾胃，于是在以后的行医过程中，凡是遇到疳积、虫积的患儿，都会用这种果实治疗，疗效非常好。后来很多人问他果实的名字，郭使君一时也想不起来，于是也就按照大家的叫法，称作使君子。

这个故事说明，虽然刚开始人们不知道使君子的功效，但是经过实践后，就能总结出它的四气五味和归经。比如使君子可以增加食欲，强壮身体，故认为该药作用于脾胃，偏甘温，归脾胃之经。不仅如此，经过实践还了解了该药的使用限量，过量则有可能发生中毒。李中梓评价使君子时认为"多食令人发呃，伤胃故也"。这就是它的毒性。由此看来，中药的药性和药效是药物本身、药物作用于人体以后产生的反应效果而得出的综合结果，换句话说，就是几千年来中医智慧的结晶。也正是因为中药药性和药效是基于对人体服药以后的观察而总结得出，故中药药性和药效的可靠性是不言而喻的，是经过反复实践验证的结果。

四、药物的"七情"

我刚才说的是药物的特性，包括四气、五味、升降浮沉和归经，而真正用药治病的时候，是多味药进行组合。那么，药与药之间都有什么关系呢？古人把药物之间的关系称为"七情"。

人的七情，有喜、怒、忧、思、悲、恐、惊。中药也有七情，称为单行、相须、相使、相畏、相杀、相恶、相反。

单行，就是用一味药治病。比如用一味马齿苋就可以治痢疾，用一味浮小麦就可以治疗虚汗。

相须，就是功用类似的药物配合在一起，可以起到协同的作用，如用生石膏的时候往往配知母，二者都能清热，起到相须为用、相互协同的作用。

相使，就是用来配合其他的药物，以提高主药的效果。比如茯苓可以淡渗利湿，黄芪可以健脾益气，故黄芪健脾益气就可以助茯苓淡渗利湿，更好地达到脾气健、水湿利的效果。

相畏，就是一种药物的毒副作用能被另外一种药物抑制，如用生姜抑制半夏，称半夏畏生姜。这就是所谓的相畏。

相杀，就是一种药物可以解除另一种药物的毒性，像我们熟知的绿豆可以解巴豆毒，实际上就是一种相杀。

相杀和相畏其实没有本质的区别。一种是能够抑制它的毒性，另一种能够解除它的毒性，是从不同的角度提出来而已。

相恶，就是两种药物配合运用以后，一种药物可以减弱另一种药物的功效。人参能够大补元气，但用人参的时候就不能用莱菔子，因为配合莱菔子使用，人参补气的作用会减弱。这就是所谓的相恶。

另外还有相反。相反是两种药物配伍使用，可产生一种强烈的副作用。后世总结的中药"十八反"，与此相似。

相传南北朝时期，宋明帝刘彧咽喉长疮，疼痛难忍，到后来水都难以下咽。宫中御医用了很多方法治疗，疗效甚微。尔后，朝中大臣商议，将当时的名医徐文伯请来医治。

徐文伯经过望、闻、问、切后，让大臣速购生姜三斤，洗净，切成碎片，让刘彧食用，每日食三次，每次吃五两。大家都知道，生姜又辣又硬，不好吃。结果宋明帝刘彧食后嗓子越来越痛，常泪流不止。宋明帝刘彧大怒，恨不得把徐文伯治罪。不过，他还是坚持下来，待服完两斤生姜后，疼痛减轻。等到三斤生姜都食用完，刘彧的咽痛病痊愈了。宋明帝刘彧非常纳闷，将徐文伯找来，问到底是怎么回事。徐文伯说，实际上他知道刘彧平素爱食竹鸡，是一种鸟类。这种鸟喜食半夏。众所周知，生半夏有毒，竹鸡食用后就将半夏之毒留存在体内。而宋明帝喜食竹鸡，于是竹鸡的半夏之毒就留存于宋明帝的咽喉之中，故用生姜解半夏之毒。这就是相杀与相畏的运用，也就是半夏畏生姜，用生姜抑制半夏的毒。

五、君臣佐使的组方原则

中医处方并不是简单地单味药相加，而是会考虑中药之间的相互配伍问题。中医处方有个重要的组方原则，就是君、臣、佐、使。君就是君主，臣是臣子，佐是僚使，是辅佐君臣的，使是使者，主协调关系。

组方时，基本上君、臣、佐、使都是存在的。《黄帝内经》提到：**"主病之谓君，佐君之谓臣，应臣之谓使……"**（《素问·至真要大论》）一张方子中，将主要治疗病证的药物称为君药，辅佐君主的药物称为臣药，佐仍然是辅佐，使药则调和诸药。

我曾经有个朋友，男性，40岁，两个星期前感冒，自己吃药好一些又继续工作，后来受了风寒，导致感冒进一步加重，出现浑身疼痛，头痛，怕冷，咳嗽，然后找我看病。我切他的脉，脉较浮紧，认为是风寒感冒，于是就开了麻黄汤，药很简单，就是麻黄、桂枝、杏仁、甘草四味药。病人服 2 剂后出了一点汗，病就好了。实际上这么简单的方子，恰好符合君臣佐使原则。君药是麻黄，能解表散寒，宣肺平喘，故作为主药；而桂枝是臣药，能助麻黄散寒解表；另外还有杏仁为佐，能助麻黄宣肺平喘；甘草是使药，能调和诸药，另外，甘草偏于甘味，又有缓中、补益中气的作用。这就是组方中对君臣佐使的运用。

值得一提的是，佐药有时候是辅佐君臣的，但有时候方中有些药可能与病性是一样的。我们常说，热病应该用寒凉之药治，但有的时候人得热病，可能方中还会用一些热性药物。我们把其中的热性药物称为"反佐"，相当于安插在敌人阵地中的间谍，可以在病势特别强盛时，起到防止人体拒药的作用。比如左金丸，是治疗肝火犯胃的方子。肝火旺，木克土，就会横冲犯胃，导致食欲不振，腹胀满，反酸，恶心呕吐，这时就可以用左金丸。左金丸由黄连和吴茱萸组成，病本来是火热之证，但是仍然选用了吴茱萸这种热性药物，实际上方中的吴茱萸就起到反佐的作用。

上面举的例子是两个简单的中医组方。其实大部分时候，一张方子中可能君药不止一个，可能有好几个，臣药、佐药也可能是几个，但是整个方子遵循的还是君臣佐使的配伍原则。

通过以上的讲述大家就会知道，开药或者取穴时绝对不是药和药、穴与穴简单的叠加，不是 1+1=2 的原则，而是会考虑整体药物之间的相互配合，包括中药七情、君臣佐使的配伍，正如"用药如用兵"。在临床上，有的病人对我说：大夫，这张方子中的这个药不能吃，一吃就会有反应。还有些病人说：大夫，别给我开某个药，因为吃了就会腹泻，或者上火等。我想告诉这些病人，药物在一张方子中，尤其是专业医生所开的方子，会考虑药物之间相互配合的问题。一张方子发挥的作用绝对不是一味药的全部作用，而是利用这些药物当中的某些特性，考虑一张方子中的整体布局。所以，我也提醒大家，如果看中医，要找专业的医生。

综上所述，开方用药不仅要考虑单味药的四气、五味、升降浮沉、归经，同时也要考虑药物之间的相互关系和整张方子的布局，也就是君臣佐使。用药如用兵，处方用药是在衡量外邪与人体正气的力量对比后，进行统一的、整体的布局和考量。

针灸是如何治病的

中医针灸最常用的治疗原则是什么呢？
《黄帝内经》中有精辟的论述。但要真正了解
针灸，还要知道经络和腧穴。

扫描观看提要

在《黄帝内经》诸多诊断、治疗方法中，有一种涉及针灸的比较特殊的治疗原则，今天我就谈一谈针灸是如何治疗疾病的。

我们常用"头痛医头，脚痛医脚"形容做事不求根本，应付了事。在《黄帝内经》当中却有这样一种思想，是通过治疗脚来治疗头部的疾病，与上述俗语的意思相反。《黄帝内经》云："**善用针者，从阴引阳，从阳引阴，以右治左，以左治右**。"（《素问·阴阳应象大论》）这句话中的阴阳是指事物的两个方面，或相关的两个事物。那么，二者之间有什么关系呢？中医认为二者是对待的。有人说阴阳之间的关系是对立的，我不赞成这种说法，因为对立是指相互排斥的关系，而中医看待阴阳，不见得都是相互排斥的，故用相互对待更为妥帖。相互对待是指二者之间存在区别，但在一定条件下，又可以相互依存、相互转化。这种阴阳的相互和谐、平衡的关系，就是中医所认为的健康状态，称为"阴平阳秘"，《黄帝内经》称为"阴平阳秘，精神乃治"。所以，当阴阳双方不协调、不平和了，就成为病态。在中医治疗疾病的过程中，最关键的就是要"谨察阴阳所在而调之，以平为期"，也就是让阴阳达到和谐、平衡的状态，病就治好了。

阴和阳出现不平衡、不和谐的状态，会表现在阴阳的一方太过了，或者是太虚了，造成不平衡。但太过或太虚，有可能是其本身引起的，也可能是其对方，也就是与之对待的另一方引起的。比如说，阴太虚不能制阳，阳就偏亢，这并不是阳本身的原因，而是阴的问题。所以这个时候，如果治疗阳亢盛，就要从阴虚入手。这也是《黄帝内经》所提出的要"从阴引阳，从阳引阴"。

《黄帝内经》阐述这个方法时，特别强调"善用针者"，这个"善"字，从另一个角度说明，好的医生治疗疾病，不仅要从病变的部位、从局部考虑问题，还要从疾病的根本考虑问题。所以说，这个思想归根结底是《黄帝内经》治病求本的思想。这种方法在中医治疗时运用还是很多的。比如现在很多年轻人由于工作压力比较大，作息不规律，导致胃痛、胃胀，吃一点东西，胃就胀胀的、满满的。治疗这种疾病的时候，如果从局部入手，那就用点山楂、鸡内金、槟榔等药物直接作用于胃。在临床治疗中，也可以从另一个角度考虑，胃在内，与其相对应的是表，故可以从表的角度治疗。有一个穴位叫中脘穴，实际是胃经的募穴，在肚脐上四寸，也就是肚脐与胸骨之间连线的中点，可以揉按或者针刺中脘穴治疗刚才所说的病证。这就是从表治里了。除此之外还可以从另一个角度考虑，与胃相对应的脏是脾，脾属阴，胃属阳，现在胃有病了，可以通过治脾的方法进行治疗，可以用人参、白术、茯苓这些药物健脾和胃。这些例子就是中医所说的"从阴引阳，从阳引阴"。

在临床上，是否有一种特殊的治疗方法，可以直接体现"头痛医脚"这种治疗部位与施治部位的距离差别呢？这种方法运用最多的就是中医的针灸治疗。《黄帝内经》原文中强调的"善用针者"的"针"，就是指针刺。在临床中遇到头晕、头痛、咽喉痛等症状，在辨证准确的情况下，可以通过针刺涌泉穴进行治疗。而涌泉穴的位置在脚掌的前三分之一，蜷脚时凹陷的地方就是涌泉穴。这就是通过针刺脚而治疗头部疾病的例子。

还有一个穴位叫百会穴，在头顶正中，也就是两耳尖直上连线，头顶正中的位置。艾灸百会穴可以治疗脏器下垂，像子宫下垂、胃下垂、脱肛，都可以通过这种方法进行治疗。这是从上治下。

明代著名针灸学家杨继洲撰写了一本著作《针灸大成》，其中记载了一个病案。病人的脖子肿大，摸起来有硬核，吃了很多药也没有效果，于是找杨继洲求诊。杨继洲经过辨证，没有在脖子周围扎针治疗，而是从经过脖子的经脉原穴入手。所谓原穴，是指每条经上都有的一个特殊穴位，其分布在手、脚或者胳膊和腿上。通过扎胳膊和腿、手和脚治疗脖子的疾病，也是按照"从阴引阳，从阳引阴"的原理进行辨证论治的。

有一个中医口诀，被广为人知，其中有一句是"面口合谷收"。这是说针刺揉按合谷穴可以治疗头面口齿疾病，如腮部痛、牙龈肿痛都可以治疗。合谷穴的位置就在拇指和食指掌骨之间，当我们并拢拇指和手掌，拇指最高点就是合谷穴。还有一种取穴方法，是张开虎口，用另一只手拇指的指关节横纹对着虎口按压，拇指尖所指的地方就是合谷穴。这里涉及一个问题，就是牙痛的时候，怎么去按压合谷穴呢？是两边都按吗？其实可以不用。如果是左边牙痛，可以按压或针刺右边的合谷穴；而右边牙痛就可以针刺左侧的合谷穴。这实际上就是"以右治左，以左治右"。

在《黄帝内经》中专门有一篇《素问·缪刺论》，讲的就是身体左侧有病变就要针刺右侧治疗，而右侧有病变就针刺左侧治疗的一种方法。这种治疗方法的原理是什么呢？它是从阴阳关系来推演的。有人难免要问，阴阳非常广泛，当人体上半部分出现病痛，需要扎下面具体什么部位呢？这就涉及经络的内容，所以，我在这里也简单谈一下经络的问题。

一、经络

一提到经络，很多人都不陌生，在武侠小说中常常会提到奇经八脉、打通任督二脉，说的就是人体的经络。《黄帝内经》认为经络在人体中起到非常重要的作用，认为**"夫十二经脉者，人之所以生，病之所以成，人之所以治，病之所以起，学之所始，工之所止也"**（《灵枢·经别》）。这说明经络对于人体的重要性。不论是疾病的形成、发生，还是对疾病的治疗，经络都起到了至关重要的作用。人体的各个部分，包括头、腿、身体、肚子、手臂，能够有机地联系在一起，依靠的也是经络。古人是用认识自然的方法来认识自身的。在自然界中，有很多条河流，里边流淌着水，滋润着大地，滋润着万物。河流大小、宽窄、深浅不一，通过对自然界河流的认识，古人取象比类为人体的经络，认为人体经络与自然界的河流基本一样。因此，《黄帝内经》云："**经脉十二者，外合于十二经水。**"（《灵枢·经水》）十二经水就是与大地的 12 条主要的河流相对应。当时古代自然界主要河流有 12 条，古人认为人体的主要经脉也有 12 条。另外，这些大的河流还有分支，分为小的河流，故古人就认为，大的经脉之外还有小的经脉，也称浮络、孙络、络脉等。

经络是什么意思呢？经，在《说文解字》中就是织，就是道路的意思。络是"絮也"，就是缠绕、沟通、联络的意思。经和络共同构成了人体沟通的网络，就像我们用棉麻线织成棉麻布匹一样，相互缠绕、纵横交错、上下贯通，把人体整个包在里面。而经络当中运行的是气血，成为沟通表里、内外、上下的一个通道，在内联系脏腑，在外联系肢节。因此，当某个部位有病痛的时候，我们就可以通过这个部位的经络，或者这个经络联系的某个部位去施治。比如用针刺或者艾灸，通过经络反映联系并影响这个部位，进而治疗疾病。不一定是这个部位有病了，我们就直接治疗这个部位，与这个部位相联系的经络是治疗时要考虑的关键。在庞大的经络系统中，最重要的莫过于"经"了。

1. 十二正经

所谓经，我们称其为"十二经""十二正经"。人体的十二脏腑，每一个脏腑都对应络属相应的经脉，一共 12 条经脉。每个脏腑经脉都有左右两条，相互对称，之间相互联系着，这就是针刺左边的穴位可以治疗右边疾病的机理。十二经脉当中，两两互为表里。表里关系就是根据其所属络的脏腑确定的。比如说脾和胃，就是一对表里脏腑，它们的经脉也就是脾经和胃经称为表里经脉。古人认为，十二经脉在全身流注是首尾相接的，形成一个大循环。通过这种循环，把气血周流、散布到全身。这就是"十二正经"。

2. 奇经八脉

经络当中除了十二正经，还有一个特别重要的成员，就是奇经八脉。为什么称为奇经呢？这是因为它不在正经内，故称为奇经。奇经与十二正经不太一样，十二正经有络属的脏腑，而奇经却没有所属的脏腑。十二经脉有表里的关系，而奇经没有这种表里的关系。八脉，是指总共有 8 条经脉，故称为奇经八脉。

奇经八脉不络属于某一脏腑，最大的作用是沟通、联系这些经脉。有一个比喻，自然界除了河流还有湖泊。湖泊起到调节江河、山川水流量的作用。而奇经八脉正如湖泊一样，是调节人体气血的。这种说法有一定的道理。比如督脉，其运行在后背脊椎。督脉与十二正经当中的阳经，也就是大肠经、小肠经、胃经、胆经相连，阳维脉这样的奇经八脉也与督脉相联系。古人认为督，是总督人一身的阳气，将其视为阳脉之海，具有调节阳经之间气血的作用。通过灸督脉治疗阳虚一类的疾病，如强直性脊柱炎、风湿性关节炎、腰腿痛等。

通过上面的讲述可以知道，某一个部位有病，不仅要治疗这个部位，而且从另一个与他相关系的部位，或者说疾病发生的根本进行治疗。这不仅与阴阳有关系，也与经络系统密切相关。经络除了有沟通脏腑、表里的作用，还有其他的一些作用。从另一个角度来看，经络与其所属的脏腑相比较，脏腑在里，经络在表，故经络也称为"保卫人体的一道屏障"，当外邪侵入时，首犯经脉，然后才是侵犯脏腑。所以，《黄帝内经》云：**"善治者治皮毛，其次治肌肤，其次治筋脉，其次治六腑，其次治五脏。"**（《素问·阴阳应象大论》）治疗水平高超的医生是在疾病表浅时进行治疗的。经脉就在脏腑之表，可以替脏腑受邪，阻滞邪气向里发展。

很多人都知道中风这个疾病。中风分急性期和恢复期，像半身不遂、言语不清等，是描述其在恢复期的症状。在中风急性期，中医分为两种情况：一种称"中经络"，会出现肢体麻木、口眼㖞斜、言语不清楚，但是人的意识是清楚的。如果有半身麻木、不听使唤，口眼㖞斜，甚至昏迷，意识不清楚，就属于"中脏腑"。也就是说，邪气不仅仅到了经络，而且直接到了脏腑。而神由脏腑所主，故出现神识不清。对于中脏腑的病人，应该用安宫牛黄丸进行治疗，以祛除痰热，解除痰热闭窍的问题。如果中经络，则用活血、祛瘀、祛邪气的方法，而不一定要用开窍的方法。

经络同时也有调节脏腑的作用。罹患疾病，往往可以通过针刺、艾灸的方法，调节经络，进而作用于脏腑，对脏腑起到双向调节的作用。有人做过实验，通过针刺胃经的足三里，以促进胃的活动，治疗胃胀、胃纳呆滞、大便不通的问题。而有一部分人，当出现胃肠痉挛、疼痛时，针刺足三里，可以缓解、解除痉挛的现象。所以，通过经络可以调节脏腑，可以起到双向调节的作用。

由此可见，经络对于人体是很有用处的，不只是对人体自身的健康，对疾病的形成和治疗都具有重大的作用。但是经络中应当取哪个点进行治疗呢？施治部位应该在哪里呢？这就是另外一个话题——腧穴。

二、腧穴

腧又做输，实际上就是转输、运送。穴，实际上就是孔隙，谁存在孔隙当中呢？按照中医所讲，就是精气。所以，《黄帝内经》解释穴位是脉气所发，也就是精气、脉气聚集的地方。那么对于穴位，中医也有几个分类，即经穴、经外奇穴、阿是穴。

1. 经穴

所谓经穴，就是我所说的十二经脉上的穴位，另外再加上任脉、督脉，一共十四条经脉上的穴位，也称作"十四经穴"。《黄帝内经》指出，人体共有 365 个经穴。经穴分布在人体全身上下，我重点讲讲分布于手、脚、胳膊和腿上的，临床上常用的，并且往往分布在膝肘关节以下的穴位。在十二经脉中，每条经脉上都有几个穴位，称五输穴，即"井、荥、输、经、合"五个穴位。这几个穴位有什么特殊的呢？在《黄帝内经》当中说："**所出为井，所溜为荥，所注为输，所行为经，所入为合。**"（《灵枢·九针十二原》）井穴相当于打的一口水井，精气如同井中的水从底下刚刚冒出来，是小水，脉气刚出来。井穴一般分布在手指、脚趾上，如少商穴，是肺经的井穴，就在拇指指甲角的外侧一分的地方，像感冒、发热、咳嗽、流鼻涕时，针刺少商穴，或掐一掐少商穴，就有作用。特别是像嗓子痛、咽喉痛得特别厉害时，按压这个穴位，嗓子就会很舒服。

当小水在此处萦迂回流，就称"荥穴"，说明精气还不太多。荥穴一般分布在掌指关节或者足跖趾关节之前，如手太阴肺经的荥穴，就是在称为鱼际的地方，也就是拇指的掌指桡侧端、赤白肉际之间的中点，就是肺经的荥穴。

荥穴之后就是输穴。肺的输穴称太渊，在手腕上。中医诊脉时，寸关尺的寸的位置，实际上就是太渊穴。输就是转输，经气相互汇注，精气就多一些了，比荥穴和井穴多。

如果精气进一步汇注就应该更多一些，称为"经穴"，故称"所行为经"。手太阴肺经的经穴是经渠穴，也就是我们所说的寸关尺中的关的部位。

最后一个穴位就是合穴。手太阴肺经的合穴是尺泽，位于肱二头肌肌腱的桡侧端凹陷的地方，也就是在肘横纹上。泽是水汇集之地，尺泽正是指小水汇集在一起的意思。

这就是手太阴肺经井、荥、输、经、合五个穴位，这些穴位十二经脉都有，故称为五输穴。《黄帝内经》认为五输穴非常关键、非常重要，在临床上常常使用，而且将五输穴与五行的木、火、土、金、水结合起来，阴经有阴经的配合方法，阳经有阳经的配合方法。在临床上，医生可以根据病证和临床表现，运用五输穴进行治疗。很多朋友知道的子午流注针法，其选穴基本上是五输穴的穴位。

2. 经外奇穴

除了经穴，还有一种奇穴，即经外奇穴。顾名思义，经外奇穴不在经穴范畴内，是后世总结发挥出来的。换言之，就是将那些对某些疾病有特殊的治疗作用与效果的穴位，称为经外奇穴。它的部位是比较固定的，且有固定的名称、固定的主治病证。经外奇穴可以是多个部位，如十宣，就是手指尖端，距指甲游离缘 0.1 寸，左右共 10 个穴位,故称为十宣。大家比较熟悉的太阳、印堂也都属于经外奇穴。

在这里我给大家举两个常用的经外奇穴。

一个是安眠穴。安眠穴在项部,翳风穴与风池穴连线的中点。翳风在耳垂后方,当乳突与下颌角之间的凹陷处。风池在颈后区,枕骨之下,胸锁乳突肌上端与斜方肌上端之间的凹陷中。安眠穴,顾名思义,对治疗失眠有比较好的效果,另外如头痛、眩晕、心悸等病证也可以取用这个穴位。所以,一些患有失眠的朋友,可以试试按揉安眠穴,对于帮助睡眠会起到一定的效果。

第二个是定喘穴。定喘穴在脊柱横平第7颈椎棘突下,后正中线旁开0.5寸,主治哮喘、咳嗽、落枕、肩背痛等。这实际上也是很多三伏贴治疗支气管哮喘等呼吸系统疾病的一个重要穴位。

3. 阿是穴

经外奇穴一般是在阿是穴的基础上发展而来的,是古人经验的总结。那么,什么是阿是穴呢?

关于阿是穴的由来也比较有趣。"阿"字据《汉书·东方朔传》记载,是"痛"的意思,因按压痛处,病人会"阿"的一声,故取名"阿是"。这类腧穴没有具体的名称,也没有固定的部位,也就是哪里痛取哪里,实际上源自《黄帝内经》的"以痛为腧"。即便这样,因为阿是穴是疾病的反应点,故刺激阿是穴往往效果是比较显著的。所以,唐代大医学家孙思邈在《备急千金要方》中提到:"有阿是之法,言人有病痛,即令捏其上,若里当其处,不问孔穴,即得便成痛处,即云阿是。灸刺皆验,故曰阿是穴也。"

阿是穴若扩展开来应用,是非常实用的,这里就告诉大家一个小诀窍。我们常常听到中医科普讲座中提到"四总穴"的歌诀,即"肚腹三里留,腰背委中求,头项寻列缺,面口合谷收"。四总穴主要是足三里、委中、列缺和合谷四个穴位。假设遇到肚子不舒服的情况，而又没有条件尽快就医时，先采取穴位按揉处理是一个可以选择的方式，既然说"肚腹三里留"那就按按自己的足三里穴。通过手机或电脑，可以查询足三里的位置，但是双腿都有足三里，我们应该选哪一侧的穴位合适呢？这时阿是穴的概念就可以得到运用。可以分别在左腿及右腿的足三里进行按压，用相同的力道，感觉两腿足三里处酸胀疼痛的不同。一般来说，感觉比较强烈的一侧就是目前适合的穴位，这时就能确定要按压哪一侧了。这也可以说是"阿是穴"的扩展运用。当然，现在也有人称此为"揣穴"，其实不论名称如何，目的都是一样的。

三、针灸取穴原则

这里主要介绍"从阴引阳，从阳引阴，以右治左，以左治右"的治疗原则。这一原则强调的是针灸疗法中的远端取穴法。针灸疗法中的取穴方法主要有两种，一种是局部取穴；另一种则是远端取穴，即不在患处，而是在其他地方取穴进行治疗。

对于局部取穴，如头痛针刺头部诸穴、腰痛可以针刺腰部夹脊穴等，一般就是以疾病所在的具体部位来选用相应的经脉与穴位，以选取疾病所在的本经或邻近穴位为主。胃痛取中脘穴、胃经的梁门穴等，亦是局部取穴的体现。

而远端取穴则主要以中医理论为依据进行穴位的选取。其最常用的原则就是我今天所讲的"从阴引阳，从阳引阴，以右治左，以左治右"，另外如《灵枢·终始》中提到的"病在上者下取之，病在下者高取之，病在头者取之足，病在足者取之腘"。其实，两者的原理是相似的。

以上主要向大家介绍了中医针灸疗法中常用的治疗原则，也介绍了关于针灸、经络的一些基本知识，大家可能对针灸、经络又有了更深入的了解，但其实今天所讲的仅仅是非常浅显的一部分。在临床具体运用的时候，针灸的治疗方法、取穴配伍原则是非常复杂的，也是灵活多变的。在针灸界也存在很多不同的理论派系。所以，对于这部分内容，大家仅作了解即可，不建议大家自己尝试针刺，因为毕竟还是有一定风险的。如果有需要，建议向专业医生咨询。

人体自带的解药

仅仅知道经络基本知识和针灸的一些治疗原则是不够的，经络学说与针灸真正的魅力在于临床应用。《黄帝内经》记载了许多仍有应用价值的治疗方法。

扫描观看提要

当大家了解了中医的经络及一些针灸的治疗原则后，我再谈一谈相关的治疗方法。介绍这些方法是让大家对其有一个初步了解，并不是鼓励大家亲自动手治疗疾病，特别是没有系统学习过中医知识的人，在自己或者他人身上进行针刺、拔罐等，都是不太适合的。如果需要治疗，建议还是要到医院找中医医生，进行规范的中医诊治。

一、针刺

接受过针灸治疗的朋友都知道，医生在给病人针刺的时候，有一些讲究。你可能体会到有时候医生扎针比较快，而有时候又比较慢，有的进针以后还要转一转针，有的在针柄上刮一下，或者进行提插，还有的可能让针在身体内留一段时间，然后再拔针。中医把针在体内停留一段时间称为"留针"。而医生捻转针体、弹针、刮针柄，都是为了增强针感，尽快"得气"，让不可描摹的"酸、麻、胀、痛"感来得快一些、早一些。以上这些，中医称为行针或者运针。

为什么针刺还有这么多不同的手法呢？《黄帝内经》提到，针刺方法是根据不同的人、不同的病，甚至不同的季节施行的，我先着重说一说留针和针刺补泻。

1. 留针

有的朋友可能会发现，到医院针灸科扎针的时候，医生会找一张床，让你舒舒服服地躺下，或者找一张凳子，让你坐得舒服一点，然后再进针，而针就在那里留着，有的时候留针半个小时，然后才会起针，有的人在这个过程中就睡着了，这就称为留针。那么，留针到底要多长时间合适呢？有经验的人可能知道，大概半个小时。那么，为什么要留针半个小时呢？关于这一点，《黄帝内经》给出了很明确的答案。《灵枢·营卫生会》记载："**营在脉中，卫在脉外，营周不休，五十而复大会**。"营卫在人体当中循行，一昼夜要 50 次。有的人认为营卫可能是分开循行的，我们先看看关于"卫"的阐述，"卫气行于阴二十五度，行于阳二十五度，分为昼夜"。这也就是说卫气白天在人体运行 25 次，晚上又运行 25 次，加起来还是 50 次。这是什么意思呢？一昼夜营卫运行人体一共 50 周，而一昼夜是 24 个小时，那么营卫要运行一周的话要用多少时间呢？有人算过是 28 分 48 秒。我的一个博士研究生，对这个问题进行了探讨。针灸治疗，《灵枢·九针十二原》当中说"气至而有效"。也就是说气至后，穴位才真正见到效果。这个"气"指的是什么？我的这个学生通过分析考证认为应该是卫气。而卫气白天运行 25 周，晚上又运行 25 周。你想想，夏天的白天和冬天的白天的时间长短是一样的吗？是不一样的。那么，卫气运行一周所用的时间一样吗？可能也不完全一样。因此，夏天与冬天卫气运行一周，时间就不太一样。虽然不太一样，如果精确地算下来，一般来讲也是不到半个小时，或者是半个小时左右。所以，留针为什么要半个小时？保证的是让营气也好，卫气也好，要运行人体一周这个时间。时间保证了，古人认为，针刺效果也就体现出来了，也就会有临床疗效。

在临床上，不是对所有疾病都要留针治疗的，有些病就不太适合留针。《灵枢·经脉》指出："**热则疾之，寒则留之**。"有发热表现的热性病人或阳亢的病人，就应该"疾之"，疾就是快的意思。而有寒的病人、阳虚的病人就应该留针。《灵枢·九针十二原》很明确地提出：**"刺诸热者，如以手探汤**。"就是说治疗热病，针刺的时候就好像用手触摸热水一样。日常生活中，若是不小心用手触摸滚烫的水，就会赶紧缩手，《黄帝内经》以此形容针刺速度之快，故遇到热证往往不留针。但是，**"刺寒清者，如人不欲行"**，是说如果对罹患风寒湿的病人、阳虚的病人、气虚的病人进行针刺治疗，就好像人不想走似的，需要在那儿停滞，也就是说针就应该留的时间长一点儿。

一般来讲，热则血行快，卫气行得也快，故气至也相对容易一些，气就来得快一点。而如果太寒了呢？气血运行就慢了，进一步导致到达的部位也慢。因此，对于一些寒证，应该强调留针；而对一些热证，就强调不留针。

实际上，古人认为对一些表证的治疗，也不应该留针，如治疗一些外感疾病，实际上也是快针，是防止表邪由表入里，引邪入肾。

对于一些儿科病证，也不宜留针。因为小孩容易动，为避免产生弯针、断针等不良后果，对小儿也是不宜留针的。另外还有一些针灸的特殊疗法，如焠针等，同样不宜留针。

因此，在临床当中，针对不同的人群、不同的疾病，是否留针是不太一样的，需要医生灵活掌握。

2. 针刺补泻

经络与脏腑是相联属的关系，故通过调经络是可以调脏腑之虚实的。经络对于脏腑有双向调节作用，既可以补，也可以泻。那么，用什么样的方法去补，用什么样的方法去泻呢？这也就是我下面将要讲到的，即针刺补泻。

那么，什么叫补、什么叫泻呢？脏腑功能或经络功能太旺盛了，要去抑制它，不让它太旺盛，这就是泻。如果脏腑功能或经络功能太虚弱了，不充足了，有点衰退，就要用一些方法让它恢复正常，这就是补。正如我刚才所说的，捻转或者提插，实际上就是一种补泻的手段。有些人在针刺治疗时会发现，有的医生是原处捻针，有的医生是把针拔出来又扎进去，拔出来又扎进去。这就是针刺的提插手法。有的医生在进针的时候速度特别快，有的速度又不是特别快，有的出针的时候速度特别快，有的时候出针的速度又很慢，甚至有的还摇大针孔慢慢地出针，手法不一样。这些各不相同的手法决定了针刺补泻的不同。所以，《黄帝内经》中有的补泻手法称为"捻转补泻""提插补泻"。捻转的力度小一些，幅度小一些，提插的速度慢一些，就是中医所说的补法。反之，如果捻转的力度大，幅度大，或提插的幅度大，力道猛一些，就是中医所说的泻法。

在《灵枢·小针解》当中提到了另一种补泻手法，**"徐而疾则实者，言徐内而疾出也"**，而另外一种是**"疾而徐则虚者，言疾内而徐出也"**。如果慢进针而疾出针，也就是进针的时候慢一些，出针的时候快一些，就偏于补。而进针的时候快一些，出针的时候慢一些，或摇大针孔才拔针，就偏于泻。

在《黄帝内经》当中还有一种补泻方法，称为"迎随补泻"。针刺时，针尖如果是顺着经脉的循行方向的，就称随；因为是随着经脉循行方向的，就偏于补。而如果针尖是迎着经脉循行方向的，逆着而来的，就称泻，也称"迎而夺之"。

当然，这些手法在临床当中都是由专业的针灸医师操作，我并不希望大家自己去尝试，只希望大家了解一下针刺是有补有泻的，是要调动气血的。换一种让大家理解起来比较通俗易懂的说法就是，所谓补，就是把身体别处的气血调到气血不充足的地方；所谓泻，就是就把身体充盛处的气血转移到别的地方去。

二、艾灸

我们常说"针灸"，实际上，针和灸是两回事。针是指针刺，拿针去刺穴位。灸就是拿艾灸蒸，熏烤穴位。

灸在古代称作什么呢？称为灸焫，又称艾灸。实际上，在《黄帝内经》之前就有艾灸了。《庄子》当中就提到："越人熏之以艾。"艾是指艾草，或艾草的加工品——艾条。也就是说，人们用艾来熏。在《素问·异法方宜论》当中专门讲了一些治疗方法，在谈到艾的时候，其曰："**北方者，天地所闭藏之域也，其地高陵居，风寒冰冽，其民乐野处而乳食，脏寒生满病，其治宜灸焫，故灸焫者，亦从北方来。**"古代的北方是天地所闭藏之域。北属于冬，性属阴，阴气比较重，而阴主藏，故称为闭藏之域。北方地势相对较高，气候寒冷，此处的人民以放牧为生，即"乐野处"，吃的以牛羊乳汁为主。牛羊乳汁按照中医理论分析是偏凉性的，吃多了以后脏腑容易生寒，故称"脏寒生满病"。那么，有寒应该怎么办呢？就应该用艾灸治疗，故称"其治宜灸焫"，而灸焫者，从北方来。以上谈的是灸法的来源。

灸法所用的艾条，是由艾叶加工成的，要把艾叶加工成艾绒，把艾绒加工成艾条，有的艾条里面又加入了其他的药物，这就形成了艾条、艾炷。治疗的时候，可以点燃艾条，让它熏蒸穴位，原理就是借用艾条的温热刺激性地施治于人体。我刚才还提到，艾条中有的时候会加入其他药物，利用所加药物的特性进行针对性的治疗。

艾叶有一种特殊的香气，古人也认为艾叶有防疫、辟邪、驱虫、辟秽的作用。所以，很多地方在端午节都有这样的习俗，在门上挂一些艾草、艾叶，有的地方就把端午节称为"艾节"。在新冠疫情期间，有的单位通过熏艾叶防疫、驱病、驱秽气。在《黄帝内经》当中，把艾的作用提到了相当高的位置，《灵枢·官能》记载：**"针所不为，灸之所宜"。**针刺治不了的疾病，可能艾灸能够治疗。

另外，在《医学入门》中就明确记载了"凡病药之不及，针之不到，必须灸之"。也就是说，灸可以起到补充针、药不足的作用。

一般来讲，艾灸有温经、散寒、祛寒邪的作用，也有通经活络、固虚补脱等作用。所以，现在临床上，像一些关节炎、感冒、腹泻、脏器脱垂者，很多都用艾灸治疗，能起到一定的效果。有些老年人，还把艾灸作为一种保健养生疗法，常灸关元穴、气海穴、足三里穴，起到养生保健的作用。

需要注意的是，在具体操作的时候，一般提倡用温和灸。所谓温和灸，就是把艾条一端点燃以后，靠近要灸的穴位，一般距离穴位二三厘米，就像麻雀啄食一样，稍微近一点再离开，近一点再离开，就称为雀啄灸，也称温和灸。直到所灸部位的皮肤、穴位微微泛红，有一定的热度即可。注意一定不要把艾条距离穴位太近，有烧灼皮肤的风险。对于一些知觉减弱的病人，或对热度不太敏感的儿科病人，应该把一只手放在被灸部位的两侧，以便感受热度。一定要注意这一点，不要把皮肤灸得太厉害，以免发生医疗事故。

现在市场上有很多器具，如热敏灸、百效灸，是一个小装置，可以放在要灸的穴位上，固定之后，把艾放在装置中固定好，艾与所灸穴位之间有一段的距离，把艾点燃。这个装置上有一个小阀门，气进得多，艾燃烧得就快一点，气进得少，燃烧得就慢一点，可以以此控制热度。

另外，还有一种灸法称为隔姜灸，就是在穴位上放一片姜，姜上安置一个小艾炷，点燃艾炷，让艾炷透过姜片作用到穴位上。

三、推拿

推拿疗法在《黄帝内经》之前就有记载，《汉书·艺文志》记载了一本专书，叫《黄帝岐伯按摩》，在隋唐时期还有专门的按摩科，可见按摩技术自古就受到了人民的重视。在《黄帝内经》当中记载艾灸从北方而来的，那么导引按摩是从何而来的呢？《素问·异法方宜论》记载：**"中央者，其地平以湿，天地所以生万物也众，其民食杂而不劳，故其病多痿厥寒热，其治宜导引按跷，故导引按跷者，亦从中央出也。"**中央是平原，气温、地势都比较适宜，生产的万物比较多，种类比较杂，故当地的人民不需要特别辛苦，比较安逸，不用过多的劳作。安逸过度，气血容易阻滞，进而导致四肢疼痛，或者说平时不怎么活动，突然活动，就把身体某个部位抻着了，容易发生这种情况。因此，导引按跷就从"中央"发展起来了。导引，如现在的易筋经、八段锦、真气运行法等，属于导引的范畴。按跷则具有偏于按摩、推拿的功效。

推拿的流行与人们的生活习惯、疾病谱有关。劳动强度较低的人，就相对适合这种方法。其实现在的生活习惯，尤其是一些坐办公室的白领，做文案工作相对较多，运动少，一旦突然转身，或突然拿东西，或突然干活劳累，就容易抻着，有的出现腿痛，有的出现肩膀或胳膊痛，有的还出现腰扭伤。很多医院的按摩科经常人满为患，从另外一个角度说明了按摩确实是一种不错的疗法。

按摩对人体的作用很大。在明代有一本书叫《小儿推拿秘旨》，书中提到按摩两个部位，有利于缓解腰部的疼痛。这两个部位称为"腰痛点"，可以将其当作"奇穴"。一个位于第二、第三掌指关节之间，另一个在第四、第五掌指关节之间。这两个穴位可以用来治疗急性腰扭伤。

前两年我的一个学生在学校操场上锻炼，突然发现有一位女生在锻炼过程中腰受伤了，躺在地上难以坐起，疼痛难忍。我的这位学生就帮她揉按腰痛点，十几分钟以后，受伤的学生疼痛大减，可以起身自己行走，没什么大碍了。腰痛点在临床的运用还是比较多的。希望大家能够知道这些小知识，当腰部不太舒服的时候，可以揉按一下这两个腰痛点，以缓解不适。

按摩、点穴揉按，对肢体疾病有很好的作用，像腰痛、腿痛等可以通过按摩进行治疗。实际上，按摩不只是对肢体疾病有效，同样也能起到对人体内在气机的调整作用。

现在，小儿推拿按摩比较受欢迎，其中有一个很常用的手法，就是"捏脊"。捏脊是自下而上进行的，一般是"捏三提一"，也就是往上搓着捏，把沿着脊柱的皮肤拎起来，往上捻着走，捏三下拎一下，如此反复。一般来讲，一次做三五遍就可以了。捏脊具有调阴阳、理气血、和脏腑、通经络、壮身体的作用，有些儿科疾病，如呕吐、腹泻、食欲不好、惊风、晚上容易啼哭等，都可以用这种方法。另外，当小儿脾胃不太好，可以揉按中脘穴。中脘穴是肚脐到胸骨之间连线的中点，可以用拇指、食指，或者仪器进行揉按，对于小儿消化不良、食积、腹痛、腹泻、呃逆等症状有一定的治疗作用。

讲到这儿大家应该发现，按摩也好，前面所说的针刺也好、艾灸也好，都是按照经络系统，在经络基础上进行操作治疗的。

四、其他疗法

除了以上介绍的常用方法以外，临床上还有很多治疗方法。这些治疗方法在《黄帝内经》当中很少提及，在这里也简要向大家做介绍。

1. 天灸

我们常见的三伏贴，古代称为"天灸"。所谓天灸，与前面所说的灸法是不一样的。灸法是用艾叶点燃灸穴位。而天灸就不同了，是用一些药物敷贴在穴位上，治疗的时间是在三伏天，头伏、中伏、末伏的第一天贴敷。这种方法可以收到与艾灸类似的效果，故称为天灸。"天"就是自然的意思。

三伏贴出自清代医家张璐的《张氏医通》。他提出这个方法原本是用于治疗哮喘。哮喘常常发生于寒冷的季节，冬天是哮喘的高发期，患气管炎、咳嗽的病人也比较多。冬天发生咳嗽、气喘、哮喘的原因是什么呢？常常是因为气虚、阳虚。而气虚、阳虚需要补。古人讲"春夏养阳"，认为在夏天补益阳气最为妥帖。因此，在伏天的时候，我们运用这样的方法补益阳气。张璐就提出以白芥子为原料，将其在暑伏之际贴敷到穴位上，如肺俞穴、膏肓穴、百劳穴等，敷一段时间让其产生治疗效果后，再揭掉。这样 10 天再敷一次，共 3 次，能起到非常好的治疗效果，达到壮阳、散寒、冬病夏治的目的。

2. 拔罐

另外一种十分常见的就是拔罐疗法。在 2016 年的奥运会上，发生了有趣的一幕，游泳健将菲尔普斯的后背都是火罐印，他也用上了中国的拔罐。有一些运动员反映，在持续的训练和比赛中，拔罐对于恢复体力，保持训练状态是非常有益的。

拔罐，古人也称为角法，就是用野兽的兽角作为罐进行操作。拔罐的原理是什么呢？取一个罐子，将酒精棉球点燃，在里面晃一下，然后把棉球移出来，罐子中的空气因减少而产生负压，这样就把人体穴位的皮肤往罐里吸。古人认为经过拔罐后，身体内的风寒湿外邪能吸除。这就是拔罐的原理。拔罐实际上促发气血的运行，激发了卫气的功能，从而达到祛邪、活血化瘀、通经活络等效果。

还有一些操作方法，如走罐、闪罐等。闪罐，就是罐吸附到人体后迅速拔掉，然后再放上去，再立刻拔掉。走罐，就是把罐放到皮肤上以后，用手握罐，以一定力度使罐在所拔部位往返走动。留罐与留针类似，罐拔好后不动，过一会儿再取下来。这些方法其实是很常用的，尤其是古人，在缺医少药的时候，大有用处。有一句谚语，"刮痧拔罐，病去一半"，说明拔罐是日常用来治疗疾病的一种很常用的疗法。

很多人拔罐时酒精棉球点火掌握不好，故有人发明了一种气罐，就是罐体上有一个装置，可以把里面的气抽出去。操作时，把罐放在穴位上，然后用装置把罐里边的气体抽走，这样罐就吸附在皮肤上了，从而起到了拔罐的作用。

3. 刮痧

刮痧对很多人来说并不陌生，尤其在农村更常见。有些小孩子夏天出去玩儿，回到家以后出现头昏脑涨、浑身无力的症状，有的时候还伴有恶心。这个时候有经验的长辈会在孩子的眉心挤几下。挤过以后的皮肤出现红色，称为红痧，说明可能是中暑了。长辈会用家中的小瓷盘或小勺等工具，在孩子的项背部和肩膀两侧刮痧，刮几下以后，就会出现红色的痧，人就觉得比较清爽了。刮痧的原理是什么呢？为什么选择在颈项部操作呢？这是因为，颈项部是阳经所过之处，刺激后可以激发卫气。卫气被激发起来就可以发挥它的功能，抗邪有力。此外，出痧，古人认为邪气也就随之外泄，进而暑气也就迎刃而解。所以，刮痧这种方法在老百姓当中颇受欢迎。

针刺、艾灸、推拿、三伏贴、拔罐、刮痧，这些方法虽然不太一样，但有一个共同的基础，就是中医的经络学说。在这个基础之上，运用不同的方法实现治疗疾病的目的，即调和气血，让阴阳平衡。那么，通过什么方式达到这个目的呢？一是祛邪，把邪气发散出去；另一个是调动人体的卫气，也称正气，去抵抗邪气，也就是中医所说的"正气存内，邪不可干"。自身的免疫系统调动起来，身体的抗病能力增强，气血通畅，人体患病的概率也就大大减少了。

《黄帝内经》认为人有生、长、壮、老、已这样的规律，是一个自然的规律，人能不能逆转它呢？恐怕不容易。人的精气由小到大，由大到强，由强转衰，总要经历一个过程。所以，我也希望大家能够正确地去认识这个规律。如果我们的正气严重匮乏了，那也就回天无力了。所以说，疾病也好，治疗也好，养生也好，大家要有一个客观、正确的认识。尤其希望大家不要过分地迷信医术，也不要过分地迷信养生。有的人认为有了医生就不必害怕，就不会死亡，这是错误的观念，可能不行；有的人迷恋养生，认为养生肯定会长生不老，恐怕也不是这样。所以，大家还是要相信并体察人体生、长、壮、老、已这么一个过程。

结　语

至此，《百家讲坛》解读《黄帝内经》系列基本上告一段落。

在解读《黄帝内经》系列当中，我们首先是从五脏入手，带领大家了解了人体的五脏，即心、肝、脾、肺、肾整个脏腑系统，以及它与自然界的关系。

在"六气篇"中，谈到把人放在自然界这个大的宇宙当中，来体会人与自然界的关系，进而用认识自然的方法认识人体；还谈到了人类的七情六欲，也就是喜、怒、忧、思、悲、恐、惊七情，并加以分析。

接下来的"长寿篇"，也就是关于人的自然寿命，生、长、壮、老、已的生命过程，告诉大家应该用什么样的方法保证身体的健康，以达到养生的目的。

最后是"诊治篇"，谈到了诊治，也就是对中医的诊断方法和治疗原则做了介绍。

通过解读，大家应该会对《黄帝内经》有一个基本的了解。但是如果想要更好地理解《黄帝内经》的真谛，建议大家还是抽时间认真地读一读原著。

我希望，大家能够利用《黄帝内经》的智慧把自己的身体养好，也希望《黄帝内经》的智慧永远发扬光大，传承下去，造福于人类。

最后，我要感谢各方的支持，感谢大家对《百家讲坛》的支持。

我也要感谢广大群众、广大朋友对《黄帝内经》的支持，对《黄帝内经》的热爱，也感谢各位对中医的热爱。

希望《黄帝内经》的智慧、中医的智慧能给予大家健康的力量，让我们的身体永远健康。

谢谢大家！

《翟双庆解读黄帝内经·诊治篇》（本书）姊妹篇
《翟双庆解读黄帝内经·长寿篇》

解读中医第一经典　探寻无疾天年秘诀

　　该书以中央电视台科教频道（CCTV 10）《百家讲坛》栏目"解读黄帝内经"系列长寿篇内容为基础整理、润色而成，是一本上至耄耋老人、下至青春少年都能学有所得的图书。自古以来，人人追求"无疾"和"长寿"，而实现的秘诀贯穿人生的不同阶段。稚嫩童年，如何科学养护、健康成长？青春年少，怎样完善身心、提升自我？人到中年，如何留住青春、延缓衰老？步入老年，怎样避免疾病、颐养天年？这些问题都能在本书中找到答案。

看连续 6 年《百家讲坛》主讲人翟双庆教授

融会贯通讲《内经》

从中医第一经典《黄帝内经》出发

学会最自然的长寿之道

人人皆要遵循的养生之法，不同性别体质的个性方案

一天之中顺应时辰养护脏腑经络

一年之中顺应四时生长化收藏

一生之中顺应年龄生长壮老已

……

扫码免费试读